Fatma Abdelaziz
Abeer Saad
Manal Sayed

Enfermeiros de cuidados intensivos e doentes em fase terminal

Fatma Abdelaziz
Abeer Saad
Manal Sayed

Enfermeiros de cuidados intensivos e doentes em fase terminal

Perspectivas dos enfermeiros de cuidados intensivos sobre os cuidados a doentes terminais: Uma Abordagem Qualitativa

ScienciaScripts

Imprint

Cover image: www.ingimage.com

This book is a translation from the original published under ISBN 978-620-8-42271-4.

Publisher:
Sciencia Scripts
is a trademark of
Dodo Books Indian Ocean Ltd. and OmniScriptum S.R.L publishing group

120 High Road, East Finchley, London, N2 9ED, United Kingdom
Str. Armeneasca 28/1, office 1, Chisinau MD-2012, Republic of Moldova, Europe
Managing Directors: Ieva Konstantinova, Victoria Ursu
info@omniscriptum.com

Printed at: see last page
ISBN: 978-620-8-62723-2

EXPERIÊNCIAS DE ENFERMEIROS DE CUIDADOS INTENSIVOS NA PRESTAÇÃO DE CUIDADOS A DOENTES TERMINAIS: ESTUDO QUALITATIVO

INTRODUÇÃO

O ambiente da unidade de cuidados intensivos (UCI) tem sido reconhecido como um ambiente muito stressante, de alta tecnologia, de ritmo acelerado e emocionalmente carregado. A enfermagem, enquanto profissão, é um processo dinâmico que inclui uma multiplicidade de estímulos, quer se trate de interações entre o doente, a família ou o médico. Uma das realidades mais difíceis que os enfermeiros enfrentam é a morte na UCI e a prestação de cuidados terminais doentes na UCI, apesar dos seus melhores esforços, alguns doentes morrerão. Embora não possam alterar este facto, podem ter um efeito significativo e duradouro na forma como os doentes vivem até morrerem, na forma como a morte ocorre e nas memórias duradouras dessa morte para as famílias (, 2015).

De acordo com McAndrew & Leske (2015), os doentes são frequentemente tratados numa unidade de cuidados intensivos durante longos períodos, o que permite ao enfermeiro criar laços com o doente e a família. Os doentes entram no ambiente de cuidados agudos numa crise fisiológica e o tratamento pode ser agressivo para salvar a vida. A prática de enfermagem em cuidados intensivos ocorre centralmente para o enfermeiro com o doente e a família num ambiente que exige humanismo e compaixão. Prestar cuidados de qualidade a doentes terminais e moribundos ou a familiares em luto pode ser tanto emocionalmente gratificante como desgastante.

Marianne & Sherman (2014) afirmaram que trabalhar na UCI pode ser traumático para o pessoal de enfermagem. Os enfermeiros de cuidados intensivos são confrontados com a exposição repetida à morte e ao morrer. Frequentemente, estão envolvidos no tratamento de doentes com uma doença terminal, que estão a morrer ativamente ou que enfrentam a possibilidade de morte iminente. Os enfermeiros de cuidados intensivos têm muitas vezes dificuldade em lidar com o stress inerente à prestação de cuidados a pessoas que estão a morrer. A exposição repetitiva a medidas de reanimação, as necessidades de cuidados em fim de vida, o prolongamento da vida por meios farmacológicos e mecânicos e o ajustamento contínuo destes enfermeiros de cuidados intensivos a este ambiente hostil resultam em perturbações psicológicas como a perturbação de stress pós-traumático.

Para além disso, o desafio da doença terminal é aprender a viver com a morte. Trata-se de uma doença que não pode ser curada ou tratada adequadamente e da qual se espera que resulte a morte do doente num curto espaço de tempo. Este termo é mais comummente utilizado para doenças progressivas como o cancro ou doenças cardíacas avançadas do que para traumatismos. Indica uma doença que acaba por pôr termo à vida do doente, que pode ser designado por doente terminal, doente terminal ou simplesmente terminal (Brown, Brock, & Hardy, 2016). De acordo com You, Downar & Fowler (2015), os enfermeiros estão na linha da frente dos cuidados de saúde, prestando cuidados de qualidade aos doentes e às suas famílias. A enfermagem é considerada uma profissão em que os cuidados desempenham um papel fundamental. Os cuidados começaram nos tempos de Florence Nightingale, quando ela prestava cuidados a militares moribundos. Embora os cuidados ao doente sejam indiscutivelmente o aspeto mais importante dos cuidados de saúde actuais, há que ter em conta a resposta emocional com que os enfermeiros se deparam quando um doente fica instável e morre. O stress é uma componente dos cuidados de saúde. Os enfermeiros que cuidam de doentes terminais sofrem de stress. O centro de cuidados emocionais de um enfermeiro pode ser potencialmente esgotado com o stress incessante e pode manifestar-se sob a forma de medo, pesar, culpa, ansiedade, apatia, esgotamento, fadiga por compaixão, sofrimento moral, impotência, frustração e cascata de stress.

Para além disso, os enfermeiros são os principais prestadores de cuidados aos doentes enquanto estão no hospital. Lamentavelmente, os doentes estáveis sofrem muitas vezes complicações que não estavam previstas. Muitas vezes, os doentes morrem e o enfermeiro é deixado a lidar sozinho com a situação e a tentar compreender as emoções que são frequentemente perturbadoras. Apesar de muitos estudos se centrarem na melhoria da qualidade dos cuidados prestados pelo enfermeiro ao doente, poucos ou nenhuns analisam o enfermeiro e a perspetiva que este pode ter sobre o ambiente dinâmico dos cuidados de saúde. O luto é comum entre os enfermeiros e é muitas vezes sentido quando um doente morre, mas esse luto é frequentemente ignorado. O impacto negativo deste fenómeno pode levar a que os enfermeiros se deparem com questões morais, especificamente o sofrimento moral, bem como a fadiga da compaixão. A reação emocional dos enfermeiros que vivenciam a morte inesperada de um doente tem sido largamente ignorada (Braus elal, 2016).

O fim da vida descreve um período de tempo ou uma transição de um estado de saúde em declínio para um estado alternativo que, em última análise, e apesar de todos os esforços, terminará em morte. O resultado dos cuidados prestados aos moribundos, tal como a todos os doentes e suas famílias, mede-se pela perceção que estes têm desses cuidados. Diversas variáveis influenciam a qualidade dos cuidados prestados aos doentes e às suas famílias durante este período. Uma vez que o objetivo da UCI é preservar a vida, a transição dos cuidados curativos para os cuidados paliativos tem-se revelado stressante, por vezes ao ponto de provocar lágrimas nestes enfermeiros (End-of-Life Nursing Education Consortium, 2014).

SIGNIFICADO DO ESTUDO

O enfermeiro é um dos elementos fundamentais dos cuidados prestados aos doentes. Através da observação clínica do investigador, verificou-se que a prestação de cuidados a doentes terminais e a exposição frequente à morte na unidade de cuidados intensivos foi expressa como a experiência mais stressante e traumática para os enfermeiros de cuidados intensivos. Além disso, pode ter um impacto negativo sobre esses enfermeiros, evidenciado pelo desenvolvimento de competências de confronto desadaptativas, raiva emocional e uma diminuição da eficiência dos cuidados. Os estudos mostram que os enfermeiros podem sofrer com todas as impressões emocionais recebidas durante a prestação de cuidados paliativos. Cuidar de doentes moribundos exige um grande empenhamento pessoal e os enfermeiros sentem constantemente que não estão a fazer o suficiente pelo doente. Além disso, o desenvolvimento de uma relação pessoal com um doente em fase terminal acarreta o risco de ficar emocionalmente sobrecarregado e pode resultar em mágoa não resolvida, frustração e uma sensação de impotência que pode reduzir a capacidade de trabalho subsequente do enfermeiro (Sandra, Marzena, Gabriella, Penttilä, 2015). Cuidar dos doentes em fim de vida tornou-se uma grande preocupação para todas as comunidades de cuidados de saúde actuais; a prestação de cuidados em fim de vida tem de ser uma prioridade. Anualmente, ocorrem 2,4 milhões de mortes nos Estados Unidos, 80% das quais ocorrem em hospitais. Desses números, os pacientes com 65 anos ou mais representam 11% dos pacientes do Medicare que passam mais de 7 dias na UTI e acabam morrendo logo após sua admissão (Kogan, Brumley, Wilber & Enguidanos, 2013). Por conseguinte, o presente estudo foi realizado numa tentativa de explorar a experiência vivida pelos enfermeiros de cuidados intensivos na prestação de cuidados a doentes terminais. Além disso, este estudo pode ser benéfico, uma vez que contribuirá para o corpo de conhecimentos em enfermagem e pode fornecer dados baseados em evidências sobre o âmbito do fenómeno relativo à experiência desses enfermeiros, relatando a experiência real vivida. Além disso, o estudo do bem-estar psicológico destes enfermeiros pode refletir-se na prestação de cuidados adequados a doentes em estado crítico.

OBJECTIVO DO ESTUDO

O objetivo do presente estudo foi explorar a experiência vivida pelos enfermeiros de cuidados intensivos na prestação de cuidados a doentes terminais.

Questão de investigação

Para cumprir o objetivo do presente estudo, foi formulada a seguinte questão de investigação: Q1-Qual é a experiência vivida pelos enfermeiros de cuidados intensivos na prestação de cuidados a doentes terminais?

REVISÃO DA LITERATURA

O objetivo desta revisão da literatura é fornecer uma visão global sobre: a experiência vivida pelos enfermeiros de cuidados intensivos na prestação de cuidados a doentes terminais: doença terminal, gestão de enfermagem para doentes terminais e experiências dos enfermeiros de cuidados intensivos na prestação de cuidados a doentes terminais.

O mundo está a tornar-se rapidamente uma comunidade global, o que cria a necessidade de compreender melhor os fenómenos universais da morte e de prestar cuidados profissionais a doentes terminais e moribundos. As actividades de enfermagem numa UCI criam um ambiente compassivo, de apoio e terapêutico para os doentes e o pessoal, com o objetivo principal de promover o conforto e a cura e prevenir o sofrimento desnecessário (Adams,etal 2014).

-I-Doença terminal:

Tal como referido por Iranmanesh , Razban, Tirgari e Zahra (2014), uma doença terminal é uma doença da qual não há qualquer expetativa de recuperação. Refere-se a uma doença ativa e progressiva para a qual não é possível nem adequado um tratamento curativo e em relação à qual a morte é certa. A duração da doença varia de alguns dias a muitos meses. É uma doença que não pode ser curada ou tratada adequadamente e da qual se espera razoavelmente que resulte a morte do doente num curto espaço de tempo. Este termo é mais comummente utilizado para doenças progressivas como o cancro ou doenças cardíacas avançadas do que para traumatismos. No uso popular, indica uma doença que acaba por pôr termo à vida do doente.

Além disso, um doente que sofra de uma doença deste tipo pode ser designado por doente terminal, doente em fase terminal ou terminal. Muitas vezes, um doente é considerado terminal quando a sua esperança de vida estimada é de seis meses ou menos. Uma doença terminal pode ser descrita como tendo cinco fases: primeiro, a fase anterior ao diagnóstico, depois a fase aguda, a fase crónica, a fase de recuperação e, por fim, a fase terminal (Philip, 2016).

1. Antes do diagnóstico - período de tempo em que uma pessoa começa a reconhecer os sintomas e se apercebe de que pode ter contraído uma doença. Não existe um momento específico de reconhecimento, mas uma consciência crescente de que algo está errado.
2. A fase aguda - quando o diagnóstico ocorre e a pessoa é forçada a compreender a sua

situação. Terão de ser tomadas decisões médicas relativamente aos seus cuidados.
3. A fase crónica - entre o diagnóstico e o resultado dos tratamentos, durante a qual o doente concilia a vida quotidiana com o tratamento médico. Esta fase pode meses.
4. A fase de recuperação - ocorre quando se a aceitação final do seu estado.

Isto nem sempre significa remissão, mas a capacidade de lidar com os efeitos mentais, sociais, físicos, religiosos e financeiros da sua doença.

5. A fase terminal (final) - ocorre quando a morte parece muito provável. A tónica passa agora da tentativa de curar a doença para a prestação de cuidados paliativos (Barrie, Dennis, & David, 2013).

-II- Cuidados de enfermagem para os doentes terminais:

Kassa, Murugan, Zewdu, Hailu e Woldeyohannes (2014) relataram que muitos pacientes sofrem desnecessariamente quando não recebem atenção adequada para os sintomas que acompanham a doença grave. Uma avaliação cuidadosa do doente deve incluir não só os problemas físicos, mas também as dimensões psicossociais e espirituais da experiência do doente e da família com a doença grave. Esta abordagem contribui para uma compreensão mais abrangente da forma como a vida do doente e da família foi afetada pela doença e conduzirá a cuidados de enfermagem que respondam às necessidades em todas as dimensões.

1- Questões psicossociais:

Os enfermeiros são responsáveis por educar os doentes sobre as possibilidades e probabilidades inerentes à sua doença e à sua vida com a doença, e por os apoiar na revisão da vida, na clarificação de valores, na tomada de decisões de tratamento e no encerramento do fim da vida. A única forma de o fazer eficazmente é tentar apreciar e compreender a doença na perspetiva do doente (Kinoshita & Miyashita, 2011).

Conforme documentado por Grant (2013), os enfermeiros de cuidados intensivos precisam de ser culturalmente conscientes e sensíveis nas suas abordagens à comunicação com os doentes e as famílias sobre a morte. As atitudes em relação à revelação aberta sobre a doença terminal variam muito entre as diferentes culturas, e a comunicação direta com o doente sobre esses assuntos pode ser vista como prejudicial. Para prestar cuidados efectivos centrados no doente e na família no final da vida, os enfermeiros devem estar dispostos a pôr de lado os seus pressupostos, de modo a poderem descobrir que tipo e quantidade de informação é mais significativa para cada doente e família, dentro dos seus sistemas de crenças únicos.

2- Skills for Communicating With the Terminally Ill:

Para desenvolver um nível de conforto e perícia na comunicação com doentes terminais e suas famílias, os enfermeiros e outros clínicos precisam de começar por considerar as suas próprias experiências com e valores relativos à doença e à morte. A reflexão, a leitura e a conversa com familiares, amigos e colegas podem ajudar o enfermeiro a examinar as crenças sobre a morte e o morrer. Conversar com indivíduos de diferentes origens culturais pode ajudar o enfermeiro a ver as crenças pessoais através de uma lente diferente e pode ajudar a sensibilizar o enfermeiro para as crenças e práticas relacionadas com a morte noutras culturas (Friedenberg, Levy, Ross, Evans, 2012).

Tal como recomendado pelo End-of-Life Nursing Education Consortium (2014), os enfermeiros de cuidados intensivos têm de desenvolver competências e conforto na avaliação das respostas dos doentes e das famílias a doenças graves e no planeamento de intervenções que apoiem os seus valores e escolhas ao longo do processo contínuo de cuidados. Os doentes e as famílias precisam de assistência contínua: dizer algo a um doente uma vez não é ensinar, e ouvir as palavras do doente não é o mesmo que uma escuta ativa. Ao longo do curso de uma doença grave, os doentes e as suas famílias deparar-se-ão com decisões de tratamento complicadas, más notícias sobre a progressão da doença e reacções emocionais recorrentes.

3- Nursing Interventions When the Patient and Family Receive Bad News (Intervenções de enfermagem quando o paciente e a família recebem más notícias):

A comunicação sobre um diagnóstico de risco de vida ou sobre a progressão da doença é mais bem conseguida pela equipa interdisciplinar em qualquer contexto - o médico, o enfermeiro e o assistente social devem estar presentes sempre que possível para fornecer informações, facilitar a discussão e abordar as preocupações. Mais importante ainda, a presença da equipa transmite carinho e respeito pelo doente e pela família. É particularmente importante criar o ambiente adequado. Se o doente desejar que a família esteja presente na discussão, devem ser tomadas providências para que a discussão se realize numa altura que seja melhor para o doente e para a família. Deve ser utilizada uma área tranquila com um mínimo de perturbações (Abudari, Zahreddine, Hazeim, Al Assi, e Emara, 2014).

4- Gerir as respostas fisiológicas à doença:

Shorter, Stayt (2010) documentaram que os doentes que se aproximam do fim da vida apresentam muitos dos mesmos sintomas, independentemente dos processos de doença subjacentes. Os sintomas de uma doença terminal podem ser causados pela doença, quer diretamente (por exemplo, dispneia devido a doença pulmonar obstrutiva crónica) quer indiretamente (por exemplo, náuseas e vómitos relacionados com a pressão na zona gástrica), pelo tratamento da doença ou por uma perturbação coexistente não relacionada com a doença. A morte faz parte do ciclo da vida. A morte e o morrer são fenómenos inevitáveis. Os enfermeiros de cuidados intensivos cuidam regularmente de doentes moribundos. Pelo menos 1 em cada 5 americanos morre enquanto utiliza o serviço de cuidados intensivos, um número que se espera que aumente à medida que a sociedade envelhece. Muitas dessas mortes envolvem a retenção ou a retirada de terapias de manutenção da vida. Nestas situações, o papel dos enfermeiros de cuidados intensivos passa da prestação de cuidados agressivos para os cuidados de fim de vida. Enquanto os enfermeiros de cuidados paliativos e recebem apoio especializado para lidar com a morte e o morrer, os enfermeiros de cuidados intensivos normalmente não recebem esse apoio. Compreender as experiências dos enfermeiros de cuidados intensivos na prestação de cuidados no fim da vida é um primeiro passo importante para melhorar a prestação de cuidados a doentes terminais na unidade de cuidados intensivos (Ingleton & Bennett, 2011). No entanto, Festic, Wilson, Gajic, Divertie, & Rabatin (2012) sugeriram que o trabalho na UCI pode ser traumático para o pessoal de enfermagem e os cuidados terminais podem estar associados a um stress considerável para os enfermeiros da UCI. Este é particularmente o caso no que diz respeito à morte súbita/acidental/traumática de doentes jovens, à morte de doentes que recuperam de uma doença aguda ou de uma operação, à morte comparativamente lenta de doentes crónicos e críticos e aos cuidados prestados a doentes em morte cerebral cujos órgãos aguardam colheita. Dar más notícias, uma atividade que os enfermeiros da UCI realizam regularmente, também causa um stress significativo nos enfermeiros, uma vez que estes se sentem muitas vezes inadequadamente treinados para desempenhar essa função. Os procedimentos de cuidados terminais podem incluir a sedação paliativa, em que os doentes recebem medicamentos para induzir vários graus de inconsciência. Os enfermeiros da UCI podem também ser solicitados a titular e a retirar gotas vasoactivas, a interromper a alimentação por sonda e a administrar outros medicamentos para a dor. É frequente os enfermeiros serem solicitados a realizar estes procedimentos enquanto lidam simultaneamente com familiares que estão a passar por crises emocionais (Bakker, Nijkamp, Kompanje, Bakker, & Verharen, 2014).

Lidar com uma doença terminal é muito difícil para todas as pessoas envolvidas. O século XXI trouxe rápidos avanços na tecnologia médica, o que levou, em alguns casos, a uma visão da morte como um processo não natural. Para o doente que está a morrer, a sua família e o pessoal de saúde envolvido, ocorrem mudanças emocionais, atitudinais ou comportamentais que influenciam a tentativa de facilitar a transição da vida para a morte (You, Downar,

&Fowler, 2015). A consciência dos profissionais de saúde sobre como identificar e talvez ajudar a resolver problemas causados por respostas emocionais pode ajudar os pacientes e as famílias a aceitar a realidade da morte. A capacidade de interpretar as fases e as reacções dos doentes e das famílias permite aos profissionais criar uma solução que seja viável para todos. Os enfermeiros de cuidados intensivos lidam com a verdade mais trágica da vida - a morte - uma vez que trabalham em unidades de cuidados intensivos, onde a taxa de mortalidade é mais elevada do que noutras unidades. No entanto, há muitos doentes terminais que sobrevivem e melhoram. Assim, equilibrar o estado mental e emocional é crucial para estes enfermeiros (McCourt, Power, & Glackin, 2013). Os cuidados intensivos colocam desafios únicos aos doentes terminais e moribundos, porque "a maioria destas mortes ocorre após o que pode ter sido uma longa e falhada tentativa de cura, seguida de uma dolorosa decisão de retirar o apoio, frequentemente acompanhada de emoções intensas e muitas vezes de angústia espiritual" (Mary, JoAnne, & Caroline, 2014). Tal como indicado por Kryworuchko,etal (2013), uma das funções de enfermagem de um enfermeiro de uma unidade de cuidados intensivos é prestar cuidados a doentes terminais e ajudá-los a ter uma morte pacífica. No entanto, ao ajudar esses doentes a aproximarem-se de uma morte pacífica numa unidade de cuidados intensivos, os enfermeiros enfrentam muitas dificuldades, como a comunicação de más notícias, o aconselhamento das famílias das pessoas e a facilitação de uma morte pacífica quando o tempo é limitado. Os enfermeiros da UCI deparam-se frequentemente com a morte dos doentes e suportam não só um ambiente stressante, fisicamente cansativo e culturalmente desafiante, mas também psicológica e emocionalmente desgastante, que os leva a sentir o luto. A prestação de cuidados a doentes em fase terminal pode causar tensão, conflito, angústia moral, dor e sofrimento aos enfermeiros de cuidados intensivos, o que afecta a satisfação profissional e leva os enfermeiros a sentirem-se esgotados.

O Conselho Internacional de Enfermeiros determinou que os enfermeiros têm a responsabilidade principal de assegurar que os doentes moribundos tenham uma experiência de morte tranquila. No ambiente de cuidados intensivos, um quinto dos doentes morre durante a hospitalização. Uma vez que o enfermeiro tem o maior contacto com o doente moribundo, a sociedade espera que os enfermeiros estejam preparados para prestar os melhores cuidados possíveis. Apesar desta expetativa social, tem sido sugerido que a educação contemporânea em enfermagem pode não preparar os enfermeiros para este importante papel (Pattison, 2011). De acordo com a Teoria dos Cuidados Humanos de Watson, os enfermeiros são os agentes cuidadores nos cuidados de saúde; os enfermeiros têm o compromisso de cuidar do doente tanto na vida como na morte. A prestação de cuidados ao doente moribundo e à sua família é frequentemente descrita pelos enfermeiros como o elemento mais doloroso e stressante do seu papel. De facto, os níveis de stress são estatisticamente mais elevados nos enfermeiros hospitalares que estão frequentemente expostos a doentes moribundos do que naqueles que não estão expostos. Este stress pode dever-se, em parte, à falta de confiança dos enfermeiros em prestar cuidados adequados aos moribundos. Há pouca investigação disponível sobre os mecanismos de coping que os enfermeiros utilizam para lidar com este fator de stress específico (American Association of Critical Care Nursing (AACCN), 2014).

- A morte e o morrer nas unidades de cuidados intensivos:

Como indicado por Betty, Patrick, & Constance (2016), as unidades de cuidados intensivos (UCI) fornecem tratamento agressivo, tecnologicamente avançado e de manutenção da vida a doentes críticos e terminais, por exemplo, sedação, entubação, ventilação mecânica e monitorização invasiva. O principal objetivo das UCI é facilitar a sobrevivência e a recuperação dos doentes. No entanto, a morte e o morrer são processos inevitáveis num ambiente de UCI. Os doentes internados numa UCI podem morrer devido a vários diagnósticos ou complicações. A morte na UCI pode, por vezes, ser inesperada, quando os doentes morrem subitamente após uma lesão, após uma doença terminal de longa duração, após a retirada do suporte de vida ou em resultado de morte cerebral. A definição de morte é altamente complexa devido às extensas tentativas feitas para adiar, através da procura de uma "cura", quaisquer manifestações de morte. Mesmo quando se reconhece que a morte é um resultado provável da doença, o acesso generalizado a intervenções de suporte de vida (como a alimentação artificial ou a quimioterapia) pode transformar radicalmente a esperança de vida de algumas pessoas que estão a morrer, dos poucos dias ou semanas normalmente associados a uma doença terminal para os vários meses ou anos mais frequentemente associados a uma doença crónica O planeamento de cuidados avançados é muito mais do que perguntar aos doentes se têm um testamento vital ou se querem ser reanimados. É uma discussão abrangente e terapêutica dos valores, desejos de cuidados e objectivos dos doentes no final da vida, e é uma componente vital da prática de enfermagem holística para qualquer doente com uma doença limitadora da vida (LeBaron, Cooke, Resmini, Clergy, 2015).

De acordo com Budkaew e Chumworathayi (2013), um estudo sobre cuidados em fim de vida, morte e morrer mostra que cuidar de doentes moribundos é uma das facetas mais stressantes da carreira de um enfermeiro. Juntamente com o facto de os enfermeiros em geral não terem uma formação adequada sobre a morte e o morrer, os cuidados prestados aos doentes são prejudicados num dos momentos mais cruciais da vida.

Moreove, Lind, Lorem, Nortvedt, & Hevroy (2012) documentaram que a morte é um fenómeno inevitável que afecta todos os seres humanos. Os enfermeiros estão presentes tanto no início como no fim da vida e desempenham um papel fundamental na prestação de cuidados aos doentes moribundos. Esse papel é visto como uma das facetas mais stressantes da enfermagem. Em comparação com outros elementos da equipa de cuidados de saúde, os enfermeiros passam mais tempo com os doentes moribundos. Cuidar doente moribundo pode evocar atitudes e emoções nos enfermeiros, como o stress, a ansiedade, a tristeza e o medo. As atitudes dos enfermeiros em relação à morte e ao morrer podem afetar os cuidados de enfermagem que prestam. A morte no ambiente dos cuidados intensivos pode parecer pouco natural e difícil de lidar para os enfermeiros. Pensa-se que é um processo muito doloroso e stressante para os enfermeiros que prestam cuidados contínuos aos doentes. Ao contrário de outros prestadores de cuidados de saúde, os enfermeiros permanecem com o doente e a família numa base constante (Wenzel, Shaha, Klimmek. e Krumm,2011). Peters, etal (2013) no seu estudo How Death Anxiety Impacts Nurses' Caring for Patients at the End of Life: os autores referem na Revisão da Literatura que, os enfermeiros estão frequentemente expostos a doentes moribundos e à morte no decurso do seu trabalho. Esta experiência torna os indivíduos conscientes da sua própria mortalidade, dando frequentemente origem a ansiedade e mal-estar. Os enfermeiros que têm uma forte ansiedade em relação à morte podem sentir-se menos à vontade para prestar cuidados de enfermagem a doentes em fim de vida. Os enfermeiros mais jovens referiram, de forma consistente, um maior medo da morte e atitudes mais negativas relativamente aos cuidados prestados aos doentes em fim de vida. Os enfermeiros precisam de estar conscientes das suas próprias crenças. Estudos efectuados em vários países mostraram que um programa de educação sobre a morte no local de trabalho pode reduzir a ansiedade da morte. Este facto oferece potencial para melhorar os cuidados prestados pelos enfermeiros aos doentes em fim de vida. Todos os dias, os enfermeiros de cuidados intensivos vêem como várias doenças fazem sofrer os seres humanos. Vêem a dor dos doentes, ouvem os seus gritos, vêem-nos chorar e sentem as suas agonias. Os enfermeiros de cuidados intensivos sentem o medo que qualquer familiar sente ao ver o seu ente querido doente. Acima de tudo, os enfermeiros desafiam a morte, despendendo todas as suas forças na reanimação cardiopulmonar para salvar da morte um familiar, um amigo, um cônjuge, um filho ou um desconhecido. É uma profissão que lida com a vida das pessoas (Bailey, Anderson, &Docherty 2011). Além disso, os enfermeiros de cuidados intensivos são como amortecedores de choques. Absorvem toda a aura negativa do ambiente e das pessoas no local de trabalho. Escutam os sentimentos dos doentes. Por vezes, são tratados com crueldade pelos familiares e até pelos próprios doentes. A maior parte da culpa recai sobre eles quando surge algo desagradável relacionado com os cuidados prestados aos doentes. Mas os enfermeiros acenam com o seu direito de reclamar. Guardam a sua raiva e escondem as suas emoções. Para além do aspeto emocional, a exaustão física é outra fonte de stress. A elevada carga de trabalho é comum nas instituições de saúde devido à escassez de enfermeiros. Para além disso, o número de horas de serviço é frequentemente aumentado para cobrir os turnos (Downar, Barua, & Sinuff, 2014).

Os enfermeiros precisam de ter competências tecnológicas para alcançar as melhores práticas. Os enfermeiros de cuidados intensivos têm, em primeiro lugar, de aprender a gerir equipamento complexo, a compreender a fisiologia e a aplicar esses conhecimentos para salvar a vida dos doentes e, em seguida, a combiná-los ou entrelaçá-los com cuidados de enfermagem e cuidados artísticos. Os cuidados que os pacientes recebem no final da vida na unidade de terapia intensiva (UTI) são altamente dependentes do conhecimento, da habilidade e do nível de conforto do enfermeiro da UTI em cuidar do paciente moribundo e da família do paciente (Al-Mutair, Plummer, Brien,& Clerehan, 2013).

- Prestação de cuidados holísticos:

Hebert, Moore, & Rooney (2011) afirmaram que o "Holismo" nos cuidados de saúde é uma filosofia que emanou diretamente de Florence Nightingale, que acreditava em cuidados centrados na unidade, no bem-estar e na inter-relação entre seres humanos, acontecimentos e ambiente. A pessoa no seu todo significa corpo, mente, espírito, cultura e abordagem social e ambiental dos cuidados.

A enfermagem holística centra-se na promoção da saúde e do bem-estar, na assistência à cura e na prevenção ou alívio do sofrimento. Os enfermeiros holísticos podem integrar modalidades complementares/alternativas na prática clínica para tratar as necessidades fisiológicas, psicológicas, sociais e espirituais das pessoas. A prática da enfermagem holística exige que os enfermeiros integrem o autocuidado, a auto-responsabilidade, a espiritualidade e a reflexão nas suas vidas. Isto pode levar o enfermeiro a uma maior consciencialização da interconexão consigo próprio, com os outros, com a natureza e com o espírito. Esta consciência pode melhorar ainda mais a compreensão dos enfermeiros sobre todos os indivíduos e as suas relações com a comunidade humana e global, e permite que os enfermeiros utilizem esta consciência para facilitar o processo de cura (Taylor, & Odell, 2011) Ranse, Yates, & Coyer, (2012) sugeriram que os enfermeiros de cuidados intensivos desempenham funções especializadas que requerem o seu ensino clínico, liderança, investigação e capacidades consultivas. O aspeto de cuidar é fundamental para a relação enfermeiro-doente e para a experiência de cuidados de saúde. Assim, manter o "cuidado" na enfermagem é um dos maiores desafios da enfermagem de cuidados intensivos e isto é especialmente verdade quando se lida com o luto, a morte e o morrer. A enfermeira de cuidados intensivos não só deve ser capaz de prestar cuidados médicos de alta qualidade com competência, utilizando todas as tecnologias adequadas, como também deve ser capaz de aplicar abordagens psicossociais e outras abordagens holísticas ao planear e prestar cuidados.

Além disso, os enfermeiros de cuidados intensivos são os que trabalham mais de perto com o doente e a família do doente, estando numa posição única para prestar apoio emocional, físico e espiritual e atuar como defensores do doente e da família. Prestar cuidados ao doente que está próximo da morte e estar presente na altura da morte pode ser uma das experiências mais gratificantes que um enfermeiro pode ter. É compreensível que os doentes e as suas famílias receiem o desconhecido, e a aproximação da morte pode suscitar novas preocupações ou fazer ressurgir receios ou questões anteriores (vander,etal 2010).

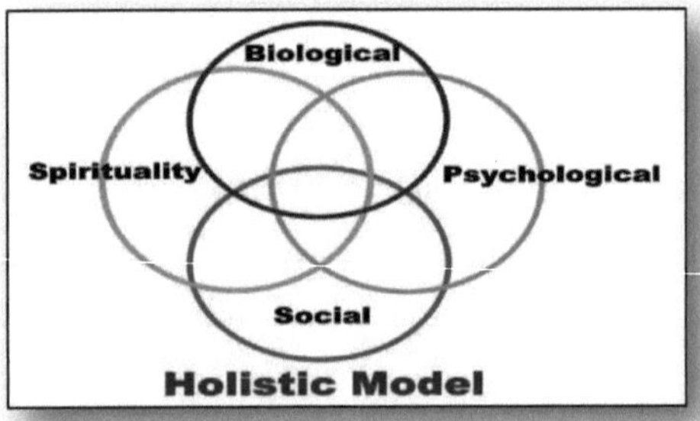

Figura (1) os aspectos do holismo. Adotado de Gcoffrey M itchell (2016), Palliative Care: A Patient-Centered Approach, 2nd ed.,CRC press, London, New York.

-Princípios da abordagem holística:

1. Aspectos biológicos: físicos e funcionais.
2. Aspectos psicológicos: mentais, emocionais.
3. Aspectos sociais: família e amigos, culturais, sexuais.
4. Aspectos espirituais: crença, força, esperança

-Fim de vida e cuidados paliativos para doentes terminais:

De acordo com Matzo & Sherman (2014), todos os doentes têm direito ao conforto e à qualidade de vida ao longo dos seus cuidados. Os cuidados que fazem com que os doentes se sintam melhor, mas não tratam a doença em si, são frequentemente designados por cuidados paliativos, que se referem aos cuidados holísticos activos de doentes com doença progressiva avançada. O objetivo dos cuidados paliativos é melhorar a qualidade de vida dos doentes e das suas famílias. As pessoas com uma doença terminal têm o direito de aceder a serviços especializados de cuidados paliativos. Estes incluem o controlo da dor, o alívio de outros sintomas da doença e a prestação de apoio emocional e psicossocial na preparação para a morte. Todas as pessoas com uma doença terminal devem ter acesso a serviços de cuidados paliativos numa fase precoce. Além disso, os cuidados paliativos centram-se na prevenção e no alívio do sofrimento dessas pessoas através do tratamento da dor e de outros sintomas físicos, psicossociais e espirituais, numa perspetiva de reafirmação da vida e de consideração da morte como um processo natural. O sofrimento físico, a morte e a angústia são comuns aos pacientes que enfrentam uma morte iminente. A comunicação com a equipa de saúde ganha maior importância: o doente está vulnerável e tem tempo limitado. Estabelece-se um vínculo mais forte entre o profissional e o doente, havendo necessidade de maior disponibilidade e intimidade entre ambos (Ilene & Pamala, 2016). Os cuidados em fim de vida são centrados nos objectivos do doente e devem ser prestados a quem tem uma esperança de vida limitada. O termo cuidados paliativos é frequentemente utilizado quando se fala de cuidados de fim de vida. A palavra paliativo significa diminuir ou reduzir a intensidade. O conceito de cuidados paliativos baseia-se na prestação de conforto e alívio, em vez de cura (Kelley & Morrison, 2015).

A paliação de sintomas angustiantes, os cuidados prestados aos doentes que se aproximam da morte, o despojamento do corpo e os cuidados prestados aos familiares recentemente enlutados constituem, desde há muito, uma parte importante do trabalho de enfermagem. A enfermagem tem sido fundamental para um novo estilo de cuidados em fim de vida, tanto em contextos especializados, como em hospícios, equipas hospitalares e equipas comunitárias, como, de um modo mais geral, na prestação de cuidados a doentes terminais numa série de contextos. De acordo com a Organização Mundial de Saúde, os cuidados paliativos "melhoram a qualidade de vida dos doentes e das famílias que enfrentam doenças potencialmente fatais, proporcionando alívio da dor e dos sintomas, apoio espiritual e psicossocial desde o diagnóstico até ao luto em fim de vida" (OMS, 2013). A definição de cuidados paliativos da Organização Mundial de Saúde (2013) sublinha que estes não devem apressar a morte nem prolongar desnecessariamente o processo de morrer através da prestação continuada de intervenções inadequadas e de medidas fúteis de manutenção da vida. Por conseguinte, um aspeto inevitável da prática da UCI em relação à promoção de experiências de morte positivas inclui a retirada de tratamentos fúteis de manutenção da vida.

Consequentemente, o pessoal dos cuidados intensivos enfrenta o dilema de tentar inicialmente prolongar a vida e depois, quando a futilidade é evidente, ter de redefinir as suas prioridades de cuidados.

Conforme documentado por Holloway, Arnold e Creutzfeldt (2014), os cuidados paliativos são uma abordagem que melhora a qualidade de vida dos doentes e das suas famílias que enfrentam os problemas associados a doenças potencialmente fatais, através da prevenção e alívio do sofrimento por meio da identificação precoce e da avaliação e tratamento impecáveis da dor e de outros problemas, físicos, psicossociais e espirituais.

A comunicação é fundamental para a saúde porque permite que as pessoas desenvolvam relações que são importantes para um sentimento de pertença e de identidade. Uma comunicação eficaz é essencial porque está na base de tratamentos e cuidados eficazes e contribui para o bem-estar psicológico e a satisfação dos doentes. Uma comunicação deficiente, por outro lado, pode minar a confiança, espalhar mal-entendidos e influenciar negativamente a satisfação profissional dos profissionais de saúde. Nos cuidados paliativos, o trabalho de comunicar eficazmente é complicado pelo facto de se saber que a morte pode estar próxima e exige sensibilidade, oportunidade e compaixão (Oliver, & O'Connor, 2015). Conforme documentado por Kim, Escobar, Halpern (2016), os enfermeiros que trabalham em unidades de cuidados intensivos são por vezes confrontados com as complexidades emocionais e clínicas que envolvem a retirada de tratamentos de manutenção da vida. Isto inclui frequentemente a interrupção da ventilação mecânica, da diálise e da nutrição e hidratação artificiais. Durante estas situações, é necessário cuidar tanto do conforto do doente como das necessidades da família. Conheça os recursos disponíveis para garantir a melhor paliação dos sintomas durante o processo de retirada e utilize os conhecimentos de outros membros da equipa, incluindo o médico, o farmacêutico, o capelão e o assistente social.

Um dos princípios orientadores dos cuidados de enfermagem no fim da vida é preparar o doente e a família para a morte. Quando um doente está a morrer, o enfermeiro de cuidados intensivos precisa de ter fortes competências clínicas para avaliar e intervir em alguns dos sintomas associados à morte ativa. As competências de comunicação são importantes, uma vez que o enfermeiro tem de explicar ao doente e à família o que está a acontecer e o que esperar (Marianne, & Sherman, 2014).

Um princípio orientador dos cuidados de enfermagem no fim da vida é o reconhecimento do luto. O enfermeiro de cuidados intensivos deve avaliar e intervir no luto da família. Proporcionar um local seguro e confortável a família receber a notícia da perda. Permitir que a família esteja com o falecido. Reconhecer a morte e reconhecer que o luto é um processo contínuo. Como defensor, certifique-se de que a sua instituição tem procedimentos em vigor para reconhecer a morte de uma forma carinhosa e compassiva. Como guia, esteja presente para a família. Ouça as suas histórias e as suas preocupações (Timothy, & Bruce, 2014). A cascata de stress não afecta apenas o enfermeiro, mas a instituição. Os hospitais esforçam-se por otimizar os cuidados prestados aos doentes num mercado de cuidados de saúde cada vez mais competitivo. O enfermeiro é um dos elementos fundamentais dos cuidados prestados aos doentes. O enfermeiro presta cuidados ao doente, segue as ordens dos médicos e é o elo de ligação entre a família e os médicos (Puntillo, etal2014). As relações de trabalho estreitas entre os enfermeiros de cuidados intensivos e os seus doentes e as famílias dos doentes, algumas das quais durante longos períodos de tempo, proporcionam-lhes recompensas e tensão. Monitorizando continuamente o doente à cabeceira do leito, os enfermeiros da UCI assistem por vezes aos pequenos ganhos, e por vezes à deterioração, que ocorrem durante o percurso de vida do doente. A voz calma de um enfermeiro, o toque suave, a tranquilidade de alguém que se preocupa, tornam-se ainda mais significativos quando estão a ser tomadas decisões difíceis e arriscadas: decisões que podem ter efeitos que alteram a vida de um doente (Field, Fritz, &Baker, 2014).

McAndrew e Leske (2015) exploram os factores que afectam os enfermeiros e os médicos nas decisões de fim de vida. Exploram a forma como as duas áreas de cuidados de saúde interagem entre si e sublinham a importância de equilibrar cada um dos factores. Os três temas foram: a) capacidade de resposta emocional, b) papel e responsabilidades profissionais, e c) comunicação e colaboração intencionais. Quando havia um desequilíbrio entre os três temas, o resultado era o sofrimento moral. Os membros da equipa de cuidados de saúde ficavam stressados e o doente não recebia os melhores cuidados. O doente e a família precisam de uma equipa de cuidados de saúde empática que esteja disposta a ouvir e a discutir a situação com eles e a prestar-lhes o apoio de que necessitam. A equipa de cuidados de saúde também precisa do apoio dos seus membros nos seus processos de tomada de decisão e de colaboração. Trabalhando em conjunto, a equipa pode atingir melhor os seus objectivos e colaborar com a família para apoiar e responder também às suas preocupações.

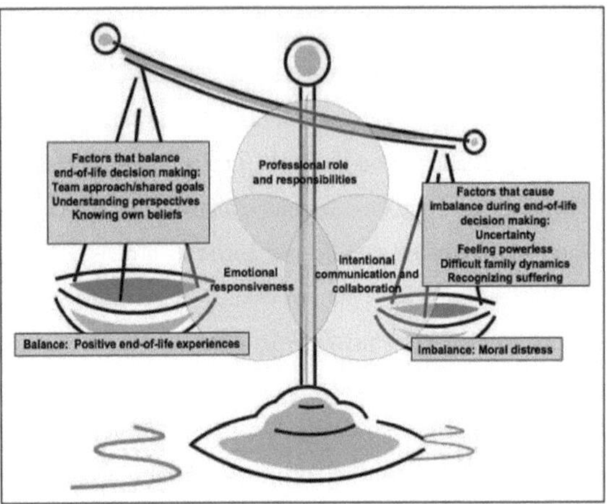

Figura (2) Mapa concetual da tomada de decisões em fim de vida como um ato de equilíbrio.

Adotado de McAndrew & Leske, (2015), um ato de equilíbrio: Experiências de enfermeiros e médicos na tomada de decisões de fim de vida em unidades de cuidados intensivos.

- A boa morte contra a má morte:

A ética nos cuidados de fim de vida engloba a obrigação moral de cuidar de um doente de a evitar danos e a beneficiar o doente. Quando um doente se aproxima do fim da vida, ele ou ela e a sua família enfrentam muitas decisões difíceis relativamente ao início e à interrupção de tratamentos. Como clínicos qualificados, os enfermeiros devem ter uma boa compreensão da doença e ser capazes de comunicar esse conhecimento de forma artística e verdadeira ao doente e à família. Como defensores, os enfermeiros precisam de garantir que os desejos do doente são ouvidos, compreendidos e honrados. Como guia, as competências de comunicação dos enfermeiros são essenciais para acompanhar os doentes e as famílias nestas decisões difíceis (Patricia, Morton, Dorrie, & Fontaine, 2013).

Michael, & Dickinson (2016) salientaram que a promoção de uma morte pacífica é um objetivo dos cuidados prestados às pessoas em fim de vida. Os enfermeiros de cuidados intensivos prestam cuidados a pessoas moribundas e ajudam-nas a alcançar uma morte pacífica. No entanto, ao ajudar as pessoas que estão a morrer a aproximarem-se de uma morte pacífica numa unidade de cuidados intensivos (UCI), os enfermeiros de cuidados intensivos lidam com muitas dificuldades, como comunicar más notícias, aconselhar as famílias das pessoas e facilitar uma morte pacífica quando o tempo é limitado. Não é frequente que uma pessoa morra pacificamente na UCI.

Muitas mortes nas UCI não foram consideradas uma "boa morte" devido a problemas inerentes a uma cultura de cuidados que normalmente se esforça por prolongar a vida e evitar a morte, a uma comunicação inadequada entre médicos e famílias, a decisões de tratamento baseadas nas necessidades dos médicos e a constrangimentos no tempo de enfermagem (Oliver, & O'Connor, 2015).

Os enfermeiros de UCI estão normalmente envolvidos em situações que envolvem tratamentos curativos agressivos e tratamentos de retenção/retirada. O ponto de transição entre a cura e os cuidados de conforto ainda não é claro e constitui uma incerteza para os enfermeiros da UCI, dependendo do consenso entre os doentes, as famílias e o pessoal, que tem muitos factores envolvidos no processo de tomada de decisão e requer tempo. A prestação de cuidados a doentes moribundos em fase terminal pode causar tensão, conflito, angústia moral, pesar e sofrimento aos enfermeiros de cuidados intensivos, o que afecta a satisfação profissional e leva os enfermeiros a sentirem-se esgotados (Gelinas, Fillion, Robitaille, & Truchon, 2012).

A autonomia e o controlo do doente sobre o processo de morrer (uma forma natural de morrer, conforto físico e mental, clareza na tomada de decisões e planeamento de cuidados avançados) e a qualidade dos cuidados de saúde no fim da vida. As consequências de uma boa morte são a satisfação da família, um processo de luto positivo e a satisfação profissional por parte dos profissionais de saúde (White,& Coyne,2011).

-III- Experiências dos enfermeiros de cuidados intensivos na prestação de cuidados a doentes terminais:

As experiências dos enfermeiros de cuidados intensivos em tais situações podem ser grandemente influenciadas pelas circunstâncias que rodeiam a morte do doente. Muitos estudos que discutiram a morte e o morrer numa UCI revelaram que as questões relacionadas com o fim da vida na UCI se encontravam entre os problemas mais graves com que se confrontavam as profissões de enfermagem e médica. Embora muita atenção tenha sido dada ao papel do enfermeiro de cuidados intensivos para ajudar os outros no processo de fim de vida ou de morte, pouca atenção foi dada ao bem-estar psicológico, cultural e espiritual do enfermeiro de cuidados intensivos ao lidar com a morte e a morte ou com questões de fim de vida (Brown, Brock, &Hardy, 2016). De acordo com Michael & Dickinson (2016), os enfermeiros das UCI têm um papel importante na comunicação e no apoio aos familiares dos doentes quando é tomada a decisão de retirar o tratamento e após a retirada. Aquando da admissão nas UCI, os familiares podem estar esperançados num resultado positivo e não ter tido tempo suficiente para se prepararem para a morte do seu doente. Por conseguinte, os enfermeiros têm de desenvolver relações de confiança com os familiares e ajudá-los a aceitar a inevitabilidade da morte. Têm de sensibilizar os familiares para o processo de morte e ajudá-los a compreender que a suspensão do tratamento não significa uma redução dos cuidados. Uma vez retirado o tratamento, a fase de morte é normalmente curta, ou seja, cerca de 4 horas. Este facto pode causar dificuldades aos enfermeiros em termos de prestação do apoio físico e emocional necessário aos doentes e aos seus familiares. Há provas de que uma melhor comunicação sobre os cuidados em fim de vida pode reduzir significativamente a morbilidade psicológica dos familiares após uma morte na UCI (End-of-Life Nursing Education Consortium (ELNEC), 2014).

As questões de fim de vida relacionadas com as experiências de morte e morrer dos enfermeiros da UCI incluem cuidados terminais ou paliativos, competências de comunicação, diretivas avançadas, cuidados a familiares em luto, questões culturais, ética dos enfermeiros, espiritualidade, questões psicológicas, formação de enfermeiros sobre questões de fim de vida e sua inclusão no currículo, educação sobre a morte, relações enfermeiro-doente, atitudes e crenças e informação sobre investigação (Granek, Krzyzanowska, & Tozer, 2013)Hinderer (2012) enfatizou que os pacientes que se aproximam do fim da vida podem passar por crises emocionais, psicológicas, sociais e espirituais. Os enfermeiros de cuidados intensivos desempenham um papel vital para ajudar os doentes a identificar estas preocupações. Uma equipa interdisciplinar pode atender a estes potenciais sentimentos de perda, isolamento, medo e angústia existencial. Por vezes, estas crises podem manifestar-se sob a forma de sintomas físicos, como a dor, a dispneia e a fadiga. Por conseguinte, no contexto dos cuidados intensivos, os enfermeiros que cuidam do doente podem adiar a sua própria dor, uma vez que as exigências da unidade e as necessidades dos membros da família podem ter precedência. É importante estar atento ao reconhecimento de sinais e sintomas de luto não expresso, burnout e stress pós-traumático (Wiegand & Funk, 2012).

como documentado por Anderson etal (2014), os sintomas podem incluir um aumento do número de dias de baixa; indecisão; dificuldade em resolver problemas; isolamento ou retraimento; explosões comportamentais; negação e choque; fixação num único pormenor; imobilização; um sentimento de extrema serenidade; respostas emocionalmente entorpecidas, como retraimento, pessimismo ou uma capacidade diminuída de sentir prazer; e respostas intrusivas, como recordações indesejadas ou desagradáveis.

Os líderes dos enfermeiros e os representantes dos recursos humanos podem fornecer recursos para ajudar a lidar com o stress do trabalho em cuidados intensivos. Se o bem-estar emocional do enfermeiro for posto em causa e abalado, o que poderá acontecer à qualidade dos cuidados prestados aos doentes por esse enfermeiro? (Ryan & Seymour, 2013).

Conforme indicado por Kassa, Murugan, Zewdu, Hailu e Woldeyohannes (2014), a tensão emocional vivida pelos enfermeiros influencia negativamente o empregador, o empregado e o paciente. A exaustão emocional é mais do que o cansaço físico ou mental, ou seja, as qualidades do stress. É definida como a acumulação de factores causadores de stress. É um estado (no seu pior estado) de cansaço moderado constante, de perda de objectivos de vida, de entusiasmo e de energia vital. É específico das pessoas cujo trabalho está relacionado com a comunicação, a intensidade e a responsabilidade. Neste caso, as pessoas não podem deixar de desempenhar honestamente as suas funções.

O rácio enfermeiro/doente também não é prático. O número de doentes tratados pelos enfermeiros é superior ao rácio normal, que é de um enfermeiro para quatro doentes (1:4). Por conseguinte, a limitação de tempo e de energia é o inimigo mortal dos enfermeiros quando se trata de realizar as suas tarefas diárias. Por vezes, o stress do trabalho torna-se uma bagagem para os enfermeiros. As suas emoções não resolvidas e a exaustão do trabalho chegam mesmo às suas casas. Esta situação torna-se frequentemente uma fonte de caos e de mal-entendidos entre os enfermeiros e os seus familiares. De facto, a profissão de enfermeiro está repleta de stress. É a sobrevivência mais aptos. Os enfermeiros que têm uma maior tolerância ao stress permanecem na corrente principal desta nobre profissão. Diz-se que esses enfermeiros, cuja paixão pela enfermagem transborda, têm maior resistência (Harris, Gaudet, & O'Reardon, 2014). McAndrew & Leske (2015) referem que também deve ser dada atenção ao bem-estar psicológico da própria equipa de cuidados intensivos. Embora a equipa de cuidados intensivos se concentre no doente e na família, como é seu dever, não deve perder de vista a forma como ela própria é afetada. Os enfermeiros referiram a sua infelicidade pelo facto de os doentes em estado crítico não receberem frequentemente medicação suficiente, o que lhes causou sofrimento moral. Um bom controlo da dor era essencial para uma morte digna e que o "duplo efeito" da utilização de hipnóticos sedativos e opióides era aceitável para eles.

O sofrimento moral, a exaustão e um ambiente cada vez mais despersonalizante podem levar ao burnout. O aumento da auto-consciência dos membros da equipa de cuidados intensivos é essencial para a sua saúde e para um desempenho eficaz. Para o efeito, foram desenvolvidos instrumentos para medir o burnout dos prestadores de cuidados de saúde, a fim de ajudar os líderes e administradores a reconhecer o burnout e a necessidade de intervenção (Peters, Cant, &Payne et al. 2013)

Os cuidados de enfermagem vão muito para além dos cuidados técnicos. Cuidar é cuidar de alguém, o que implica preocupar-se com a pessoa, envolver-se com ela. A enfermagem como relação humana de ajuda, propondo uma teoria baseada no desenvolvimento da capacidade de comunicação interpessoal dos enfermeiros. Nesta conceção, a perceção que os enfermeiros têm de si próprios, ao olharem para as suas próprias dificuldades e para as possibilidades de ajudar o doente, é a base para desenvolver uma relação terapêutica com esse doente (Khandelwal etal, 2015).

De acordo com Mason, Leslie, Clark, Lyons, e Walke, et al. (2014), apesar da documentação adequada das dificuldades com que os enfermeiros de cuidados intensivos se deparam, enquanto prestam cuidados em fim de vida, parece ser dado um enfoque muito limitado aos obstáculos ou bloqueios que efetivamente dão origem a esses desafios. Os enfermeiros de cuidados intensivos enfrentam dificuldades que estão associadas a consequências negativas, como o esgotamento, a fadiga e o sofrimento emocional. As questões de fim de vida relacionadas com as experiências de morte e morrer dos enfermeiros de UCI incluem cuidados terminais ou paliativos, competências de comunicação, diretivas avançadas, cuidados a familiares em luto, questões culturais, ética dos enfermeiros, espiritualidade, questões psicológicas, formação de enfermeiros em questões de fim de vida e sua inclusão no currículo, educação para a morte, relações enfermeiro-doente, atitudes e crenças e informação sobre investigação.

Os enfermeiros de cuidados intensivos desempenharam um papel importante na morte e no morrer do seu doente, mas ainda precisam de ter mais participação na tomada de decisões em fim de vida. A tentativa de suprimir os sentimentos associados à morte de um doente pode afetar gravemente o enfermeiro. Por conseguinte, os enfermeiros de cuidados intensivos têm a responsabilidade de assegurar que se equipam adequadamente para lidar com o stress e com acontecimentos stressantes como a morte nas suas unidades. Os empregadores também têm a responsabilidade de garantir que o seu pessoal saiba como lidar com essas questões e disponha das competências, do equipamento e do apoio necessários para os ajudar a lidar com esses factores de stress (Mullick, Martin & Sallnow, 2013).

Granek, Krzyzanowska, Tozer (2013) destacaram que cuidar de pacientes em fim de vida é uma das experiências mais difíceis, porém gratificantes, que um enfermeiro crítico pode ter. É preciso habilidade, sabedoria e coragem para estar presente para o paciente e para a família do paciente nesta parte crucial da vida de uma pessoa. Os enfermeiros críticos podem sentir as mesmas dúvidas e medos que os doentes. Por vezes, trabalhar com doentes terminais e moribundos pode recordar-lhes as suas próprias perdas pessoais. Através da intimidade da prestação de cuidados, os enfermeiros também experimentam o sofrimento pessoal e respondem procurando um equilíbrio entre a vida e o trabalho e através de uma profunda reflexão pessoal. Este é o trabalho desafiante e gratificante da enfermagem".

Tendo em conta que poucos enfermeiros recebem formação formal em cuidados de fim de vida, os enfermeiros podem considerar que os cuidados que prestam aos seus doentes e famílias são inadequados ou não são os melhores. Além disso, o ambiente da UCI centra-se nos esforços de preservação da vida, o que torna difícil para os prestadores de cuidados de saúde mudar os seus objectivos de tratamento de medidas curativas para medidas paliativas ou de conforto. A transição dos cuidados curativos para os cuidados de conforto requer excelentes competências clínicas e de comunicação por parte de todos os prestadores de cuidados (Creutzfeldt, Engelberg, &Healey, 2015). Uma vez que os enfermeiros são os prestadores de cuidados que prestam mais cuidados diretos e passam mais tempo com os doentes e as suas famílias, é essencial que se sintam capacitados e que lhes seja dada a educação e o apoio necessários para prestarem os melhores cuidados de fim de vida. Tentar encontrar as melhores práticas e recursos disponíveis, bem como os passos para prestar excelentes cuidados em fim de vida, pode ser uma tarefa assustadora para o enfermeiro da UCI (Mary, JoAnne, Caroline, 2014). Como indicado por King, &Thomas (2013), os enfermeiros da UCI são os que trabalham mais de perto com o doente e a família do doente; por conseguinte, estão numa posição única para prestar apoio emocional, físico e espiritual e atuar como defensores do doente e da família. É necessário compreender as percepções dos enfermeiros da UCI sobre os cuidados que prestam no fim da vida, para que a educação e o apoio possam ser adaptados às suas necessidades. Ao satisfazer as necessidades destes enfermeiros, é mais provável que o doente e a sua família recebam os melhores cuidados possíveis no fim da vida.

MÉTODOS

Objetivo do estudo

O objetivo do presente estudo foi explorar a experiência vivida pelos enfermeiros de cuidados intensivos na prestação de cuidados a doentes terminais.

Questão de investigação

Para cumprir o objetivo do presente estudo, foi formulada a seguinte questão de investigação:
Q1-Qual é a experiência vivida pelos enfermeiros de cuidados intensivos na prestação de cuidados a doentes terminais?
As subquestões colocadas aos enfermeiros de cuidados intensivos através do guião da entrevista:
(1)Qual é o impacto da prestação de cuidados a um doente terminal nos seus sentimentos?
(2)Qual é o impacto da prestação de cuidados a doentes terminais no seu trabalho na unidade de cuidados intensivos?
(3)Qual foi o seu sentimento e reação quando foi informado de que tinha sido selecionado para prestar cuidados a um doente terminal na sua unidade de cuidados intensivos?
(4)O que sentiu quando lidou com um doente terminal nos momentos da sua vida?
(5)O seu sentimento e atitude na prestação de cuidados a doentes terminais mudaram desde a primeira exposição até agora? Explique-se.
(6)Explique como lida e comunica com os familiares de doentes terminais?
(7)Quais foram os casos mais difíceis de doentes terminais que tiveram um impacto traumático em si?
(8)Quais são as técnicas de sobrevivência que utiliza quando presta cuidados a doentes terminais?

Conceção da investigação

Para o presente estudo, foi utilizada uma conceção fenomenológica hermenêutica. A investigação qualitativa é fenomenológica por natureza, na medida em que tenta compreender as experiências vividas pelos indivíduos e os significados comportamentais, emotivos e sociais que essas experiências têm para eles. Assim, a investigação qualitativa centra-se normalmente no significado dos acontecimentos da vida real e não apenas na ocorrência acontecimentos. Além disso, a investigação fenomenológica é o estudo "mundo da vida". O mundo-da-vida é entendido como pré-dado e dado como certo, e é o mundo em que as pessoas estão imersas na sua vida quotidiana, uma vez que todas as experiências e actividades estão relacionadas com o mundo-da-vida (Wiley, 2016). A fenomenologia hermenêutica preocupa-se com o mundo da vida ou com a experiência humana tal como é vivida. O foco está em iluminar detalhes e aspectos aparentemente triviais da experiência que podem ser tomados como garantidos nas nossas vidas, com o objetivo de criar significado e alcançar um sentido de compreensão (Connelly, 2010). A investigação fenomenológica procura fazer plena justiça aos fenómenos do mundo da vida, "indo às próprias coisas" e não a abstracções teóricas. O objetivo da investigação fenomenológica é adquirir uma compreensão mais profunda e mais rica das experiências quotidianas das pessoas, nas quais os significados inerentes estão frequentemente implícitos (Creswell, 2014).

Participantes

No presente estudo, foi utilizada uma amostra intencional. Para fornecer informações ricas para um estudo aprofundado do fenómeno. A pré-determinação do número de participantes num determinado projeto é quase impossível. Neste estudo, a dimensão da amostra não foi determinada pelo número de participantes, mas pela saturação ou redundância dos dados. No presente estudo, o investigador atingiu o ponto de saturação após 17 participantes. Critérios de inclusão Enfermeiros de cuidados intensivos com diferentes níveis de escolaridade, com pelo menos um ano de experiência de enfermagem na prestação de cuidados a doentes terminais, com idades compreendidas entre os 18 e os 47 anos.

Critérios de exclusão

Enfermeiros de cuidados intensivos com menos de um ano de experiência de enfermagem na prestação de cuidados a doentes terminais.

Ambientes O presente estudo foi realizado em dois ambientes diferentes

- Diferentes UTIs do Hospital Universitário El Manial

- **Instrumentos de recolha de dados**

Os seguintes instrumentos foram desenvolvidos pelo investigador para a recolha de dados relativos presente estudo:

I- Questionário sobre os antecedentes pessoais, que inclui: idade, sexo, estado civil, nível de educação, anos de experiência profissional, etc.

II- Guia de entrevista, que incluía oito perguntas abertas que ajudaram os enfermeiros de cuidados intensivos a expressar profundamente as suas experiências na prestação de cuidados a doentes terminais.

III- A gravação em fita áudio como instrumento, uma vez que é considerada uma ferramenta vital na recolha de dados em investigações qualitativas.

Os dois primeiros instrumentos mencionados anteriormente foram revistos por peritos para avaliar a validade do conteúdo.

Considerações éticas

Foi obtida uma aprovação primária para a realização do estudo junto do comité de ética para a investigação da Faculdade de Enfermagem da Universidade do Cairo. A participação no presente estudo foi voluntária; cada participante tinha o direito de se retirar do estudo em qualquer altura. Foi feita uma descrição oral do estudo atual aos participantes que participaram no estudo e foi obtido um consentimento escrito de cada participante para gravar a entrevista. Depois de cada entrevista, o investigador escreveu uma transcrição literal de cada entrevista e substituiu os nomes dos participantes por números de código para manter a privacidade e a confidencialidade. Todas as gravações de áudio foram guardadas num cacifo seguro, tendo sido obtida uma autorização do pessoal autorizado para realizar o estudo no local anteriormente mencionado.

O procedimento

Fase preparatória:

Antes de realizar as entrevistas, o investigador preparou um guião de entrevista utilizado para orientar a conversa para os tópicos da investigação, tendo as perguntas da entrevista sido formuladas de forma a ajudar os enfermeiros a responder à pergunta da investigação. O guião foi redigido numa linguagem compreensível para os participantes, o que os ajudou a expressar a sua experiência vivida na prestação de cuidados a doentes terminais.

Fase de implementação:

Depois de obter autorização do pessoal autorizado das unidades de cuidados intensivos selecionadas para realizar o estudo proposto, o investigador começou por avaliar a viabilidade do estudo em curso no que se refere à disponibilidade e cooperação do pessoal e do contexto. Os participantes foram recrutados depois de explicados o objetivo e a natureza do presente estudo, tendo sido concedida autorização aos participantes para a gravação áudio das entrevistas, e mantida a confidencialidade dos dados gravados. Os participantes foram entrevistados três vezes em três ocasiões diferentes. Cada entrevista teve uma duração aproximada de 25-40 minutos e foi efectuada no final dos turnos e das pausas dos enfermeiros. Relativamente aos locais das entrevistas, o investigador verificou que as salas de enfermagem foram consideradas como um local físico adequado para a recolha de dados e ajudaram os enfermeiros a expressar profundamente a sua experiência vivida; o pessoal mostrou-se disponível e cooperante. Todas as entrevistas foram registadas em áudio com a autorização dos participantes. No que respeita à primeira entrevista, o seu objetivo era estabelecer uma relação e ganhar confiança com os enfermeiros incluídos no estudo. Para a recolha de dados foi utilizada a entrevista semi-estruturada, que permitiu uma maior latitude nas respostas. O investigador fez perguntas abertas que estão listadas no guia de entrevista na língua árabe, a fim de captar o significado da resposta e permitir que os participantes se movam livremente na sua descrição, o investigador usou as habilidades de comunicação para obter as informações necessárias como; escuta ativa, comportamento não-verbal (como silêncio, contacto visual). Relativamente segunda entrevista, esta teve como objetivo esclarecer algumas questões relacionadas com a experiência dos participantes na prestação de cuidados a doentes terminais. Além disso, deu ao investigador a oportunidade de expandir, verificar e acrescentar descrições do fenómeno sob investigação.

Fase de avaliação:

A terceira entrevista teve como objetivo validar os dados, bem como a perceção de certos participantes e ajudar o investigador a nomear os temas emergentes. Foi realizada quando a análise dos dados foi concluída e os temas foram identificados, o investigador reviu a literatura para colocar as conclusões no contexto do fenómeno. Para obter a fiabilidade da análise dos dados, o investigador regressou a cada participante e confirmou que a análise estava relacionada e era relevante para as experiências dos enfermeiros de cuidados intensivos (verificações dos membros).

Gravação da entrevista

No que se refere ao presente estudo, foi concedida autorização aos participantes para a gravação áudio das entrevistas, tendo sido igualmente assegurado o anonimato e a confidencialidade dos dados gravados.

Transcrição de dados qualitativos

No presente estudo, imediatamente após cada entrevista, o investigador ouviu o gravador áudio e procedeu à transcrição literal. Depois disso, o investigador voltou a ouvir enquanto lia a transcrição para garantir a exatidão. Este passo ajudou o investigador a familiarizar-se com os dados recolhidos e a iniciar a imersão no fenómeno sob investigação.

Análise de dados

A análise de dados no presente estudo baseou-se principalmente no método fenomenológico de Giorgi. O objetivo da investigação em psicologia fenomenológica de Giorgi é "captar o mais fielmente possível a forma como o fenómeno é vivido" (Giorgi, 2007).

Depois de transcritas na íntegra, as entrevistas foram traduzidas do árabe para o inglês. Os dados foram analisados segundo o método fenomenológico de Giorgi. Inicialmente, as entrevistas gravadas em áudio foram ouvidas e transcritas, após o que a transcrição foi lida várias vezes. Este método ajudou o investigador a compreender o significado da experiência do ponto de vista dos participantes e não em termos da opinião do investigador sobre o tópico em estudo. O passo seguinte foi delinear as unidades de significado relevantes para as questões de investigação e, depois, estas unidades foram agrupadas em unidades de significado geral. Depois disso, a análise interpretada foi devolvida aos participantes para verificar a congruência dos temas escritos com o que eles queriam exatamente. Finalmente, são identificados temas que reflectem a experiência vivida pelo enfermeiro de cuidados intensivos na prestação de cuidados a doentes terminais.

Fiabilidade

Dada a natureza qualitativa do presente estudo, foram utilizados métodos de reforço da fiabilidade e foram aplicados os dois princípios seguintes: estratégias de credibilidade e transferibilidade.

1- Credibilidade:

A credibilidade foi alcançada no presente estudo através de perguntas aos participantes depois de os dados recolhidos reflectirem a sua experiência. O investigador ouviu cada uma das cassetes gravadas em áudio e depois leu as transcrições literais várias vezes para compreender o significado da experiência e do sentimento do participante. Depois disso, o investigador utilizou as verificações dos membros, o que significa que os dados e as interpretações são continuamente testados, uma vez que são derivados de membros de vários públicos e grupos a partir dos quais os dados são obtidos com os participantes, para clarificar e confirmar as conclusões identificadas e para eliminar o preconceito do investigador ao analisar e interpretar os resultados.

2- Transferibilidade:

A transferibilidade refere-se à generalização dos dados ou à medida em que estes dados podem ser aplicados a outros contextos ou populações de amostra (Denise & Cheryl, 2010)). No presente estudo, isto foi conseguido através de uma descrição detalhada dos dados e de uma amostragem intencional. A transferibilidade também foi promovida no presente estudo, assegurando que havia uma quantidade adequada de dados recolhidos para fornecer provas dos resultados da investigação no presente estudo.

RESULTADOS

Objetivo do estudo

O objetivo do presente estudo foi explorar a experiência vivida pelos enfermeiros de cuidados intensivos na prestação de cuidados a doentes terminais.

Questão de investigação

Para cumprir o objetivo do presente estudo, foi formulada a seguinte questão de investigação: Q1-Qual é a experiência vivida pelos enfermeiros de cuidados intensivos na prestação de cuidados a doentes terminais?

Este capítulo apresentará os resultados do presente estudo, que estão divididos em duas secções principais: a secção (1) diz respeito aos dados pessoais dos participantes; a secção (2) diz respeito aos temas identificados que representam a experiência vivida pelos enfermeiros de cuidados intensivos. Após a análise das entrevistas semi-estruturadas com os participantes, o investigador começou a categorizar os resultados à medida que iam surgindo e depois organizou-os em temas. A fim de aderir aos princípios da fenomenologia, o investigador pôs de lado quaisquer expectativas preconcebidas ou experiências vividas e permitiu que os participantes contassem as suas experiências vividas.

- Secção (1): Dados pessoais do participante:

A amostra intencional era constituída por 17 enfermeiros de cuidados intensivos com diferentes níveis de escolaridade, género, que tinham pelo menos um ano de experiência de enfermagem na prestação de cuidados a doentes terminais.

Tabela (1): Distribuição percentual dos participantes em relação ao questionário sobre antecedentes pessoais (N= 17).

Caraterísticas Participantes (N=17)	N	%
Grupo etário (18-27) (28 -37) (38- 47)	1 10 6	5.88% 58.52% 35.29%
Género Feminino Masculino	12 5	70.58% 29.41%
Estado civil Solteiro Casado Divorciado Viúva	17	100 %
Nível de ensino Instituto Técnico de Enfermagem Diploma Bacharel Mestrado/doutoramento	9 6 2 0	52.94% 35.29% 11.76% 0%
Anos de experiência		
(5 - 9)	2	11.76%
(10-14)	6	35.29%
(15-19)	2	11.76%
(20-24)	3	17.64%
(25-29)	4	23.52%

A Tabela (1) mostra que mais de metade (58,82%) dos participantes na faixa etária (28-37), o presente estudo inclui ambos os sexos, a maioria (70,58%) eram enfermeiros do sexo feminino. Mais de metade destes enfermeiros (52,94%) possuía o Curso Técnico de Enfermagem. Um terço (35,29%) dos participantes tinha uma experiência de trabalho que variava entre (10-14) anos na unidade de cuidados intensivos e na prestação de cuidados a doentes terminais.

- Secção (2) Os temas identificados:

Os resultados do estudo atual identificaram quatro temas principais na exploração das experiências vividas pelos enfermeiros de cuidados intensivos na prestação de cuidados a doentes terminais: (I) Sentimentos sobre a prestação de cuidados a doentes terminais; (II) Prestar os melhores cuidados; (III) Enfrentar; (IV) Casos inesquecíveis, estes temas principais ilustrados na figura (3). Cada categoria foi ainda delineada com subtemas.

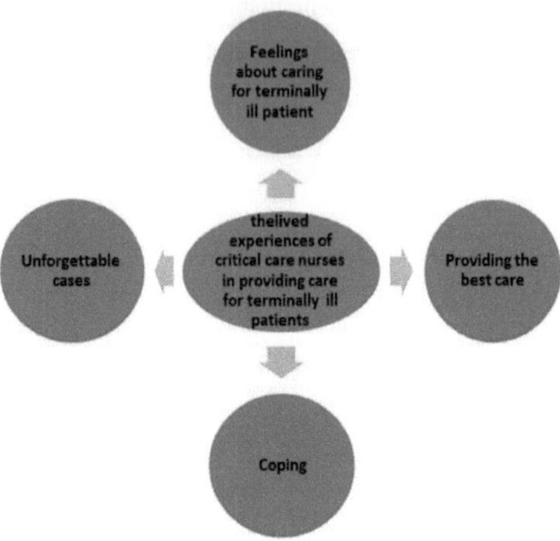

Figura (3): Os Quatro Temas Principais que Exploram as Experiências Vividas pelos Enfermeiros de Cuidados Intensivos na Prestação de Cuidados a Doentes Terminais

Tabela (2) Os Principais Temas e Subtemas que Expressam as Experiências Vividas dos Enfermeiros de Cuidados Intensivos na Prestação de Cuidados a Doentes Terminais:

Temas principais	Subtemas
I-Sentimentos sobre a prestação de cuidados a um doente em fase terminal.	A tristeza. Impotência. Frustração e depressão. Stress físico (esgotamento) Incerteza. Sentir-se feliz com os doentes recuperados. Sentir-se impotente nos últimos momentos de vida do doente.
	Morte no fim. Ligação psicológica com paciente.
II- Prestar os melhores cuidados possíveis.	Igualdade nos cuidados de saúde. Direitos dos doentes. Prestar cuidados até ao último momento. Esperança de cura. Uma morte tranquila. Empatia com a família do doente. Evitar os conflitos.
III- Lidar com a situação.	Aceitar o trabalho e a morte. Aumentar a fé. Familiarização. Separação emocional. Necessidade de apoio.
IV- Casos inesquecíveis.	

(I): O primeiro tema principal: Sentimentos sobre a prestação de cuidados a um doente em fase terminal

No que respeita ao primeiro tema principal do presente estudo, que representa os sentimentos dos participantes durante a sua experiência vivida na prestação de cuidados a doentes terminais. Esta experiência pode evocar diferentes tipos de sentimentos. Por conseguinte, o tema principal inclui sete subtemas: (1) Tristeza, (2) Impotência, (3) Frustração e depressão, (4) Stress físico (esgotamento), (5) Incerteza, (6) Sentir-se feliz com os doentes recuperados, (7) Sentir-se impotente nos últimos momentos da vida do doente, (8) Morte no fim, e (9) Ligação psicológica com o doente.

(1) Tristeza:

Os resultados do presente estudo revelaram que a maioria dos participantes se sentiu triste e angustiada durante a prestação de cuidados a um doente terminal, porque a consideraram uma experiência stressante e dolorosa, pelo que a tristeza é uma reação normal a uma situação angustiante. Além disso, os participantes descreveram o doente terminal como estando completamente desamparado, o que é confirmado pelas seguintes declarações dos participantes "Quando presto cuidados a doentes terminais, (pausa)... sinto-me muito desanimado por eles e pelas suas famílias.... (pausa).... Sinto uma verdadeira empatia com os doentes..." "Quando lido com estes casos,...(profunda).... Sinto-me muito triste e tento fazer o meu melhor para lhes salvar a vida." "No que diz respeito ao doente terminal, tenho muita pena dele... (pausa)... na maior parte das vezes, ele está completamente indefeso... (pausa)... Quando me aproximo dele, tento fazer o que posso por ele. Ele é como qualquer outro doente, ...(pausa)... é nosso dever fazer o nosso melhor para tratar. E quem sabe, talvez Deus o cure". "O mais difícil é ver alguém morrer, ou alguém na fase final de uma doença...(pausa com uma expressão triste)... apesar de todos os cuidados que recebeu. afecta negativamente os meus sentimentos... (pausa)..., e reflecte-se no meu trabalho, na minha família e na forma como trato as pessoas à minha volta."

2- Impotência:

Lidar diariamente com doentes terminais e com doentes que se aproximam da morte é extremamente angustiante e desgastante, causando sentimentos de impotência e falta de confiança perante o sofrimento do doente e o fracasso das acções profissionais dos prestadores de cuidados de saúde, especialmente dos enfermeiros de cuidados intensivos. Exatamente o que foi descrito pelos participantes no presente estudo; as respostas reais abaixo, retiradas das entrevistas realizadas, reflectem o seguinte: "É uma experiência muito difícil quando se encontra diariamente doentes terminais, e depois eles morrem ...(pausa)... Os doentes não melhoram, e os diferentes tratamentos não funcionam, e os cuidados prestados não têm um resultado positivo ...(pausa)... É por isso que eu me sinto impotente com estes doentes." "Sinto que os quero ajudar...(pausa)... Mas sinto-me impotente e inadequado quando estes doentes não melhoram." "É extremamente doloroso; não consigo lidar com este tipo de situações...(pausa)... Sinto que não consigo ajudar o doente ou as suas famílias...(respiração profunda)..., e nem sequer me falar com os meus colegas por causa da minha frustração!!!" "Antes de mais, ... Em nome de Alá, o Misericordioso,... os doentes terminais recebem os cuidados necessários ao melhor nível, de A a Z, aa...aa... tratamos todos os doentes da mesma forma que no primeiro dia de cirurgia... Todos os doentes têm todos os seus direitos... aaa... mas... honestamente... A minha psique sofre... isto afecta-me, eu trabalho com eles, prestando-lhes cuidados, mas eles acabam por morrer e... sinto que estamos a tratar casos sem esperança e utilidade".

3- Frustração e depressão:

Os resultados do presente estudo também revelaram que a prestação de cuidados a doentes terminais é uma tarefa difícil para todos, especialmente para enfermeiros de cuidados intensivos que passam a maior parte do tempo com eles. Todos os participantes entrevistados sentiram frustração e depressão durante a sua experiência com este grupo de doentes. Os participantes afirmaram ainda que não obtiveram resultados positivos pelo seu trabalho e esforço com os doentes terminais. Os depoimentos seguintes corroboram este facto: "Fiquei frustrado e deprimido depois de ter tido esperança que o doente melhorasse... (pausa)... A vontade de Deus tem de passar." "É muito doloroso (pausa). Depois de passar muito tempo com estes casos, vê-los morrer à frente dos seus olhos... (pausa)..., é muito difícil." "Tento dar tudo o que tenho, mas nada mais funciona... (pausa)... É muito desgastante e sentimo-nos deprimidos... (respiração profunda)... Sabes... (pausa e fala baixinho)...; também posso chegar a um estado de tédio!!!" "Não vejo qualquer resultado positivo do meu trabalho e do meu esforço nestes casos... (pausa)... No que respeita aos outros casos, observo uma melhoria do estado dos doentes, depois de lhes prestar os devidos cuidados. Embora tudo esteja nas mãos de Deus... (pausa)..., mas vê-se o fruto do nosso trabalho com os doentes. No entanto, é um pouco difícil nos doentes terminais!" "Supostamente, quando passamos mais tempo nesta profissão ou depois de ganharmos experiência,... habituei-me a eles, não, absolutamente, sinto-me mal com cada doente... mesmo, nas ausências dos doentes,. Quando chego à frente deste instituto,... e vejo o doente, sinto-me frustrado... sabe .... o próprio instituto do cancro....você sabe... (Voz elevada)... Esperava trabalhar num local diferente... por exemplo, em El kaser elanii, ou em obstetrícia... oftalmologia .... ortopédica... desejava trabalhar com doentes prestáveis... mas lido com doentes sem esperança que acabarão por morrer... trabalhar com doentes com cancro é difícil.... influencia a minha psique."

4- Stress físico (esgotamento):

Além disso, os resultados do presente estudo revelaram que a enfermagem é uma profissão altamente stressante, e que os enfermeiros de cuidados intensivos que têm maior tolerância ao stress permanecem na corrente principal desta nobre profissão. Diz-se que os enfermeiros cuja paixão pela enfermagem transborda têm maior resistência, mas cuidar de doentes terminais pode levar ao stress físico. As declarações dos participantes que se seguem confirmam este facto:

"Sim... claro... com certeza que tem impacto no meu trabalho... por exemplo, um doente em estado crítico é diferente de um doente estável, no caso de dois doentes estáveis posso prestar cuidados adequados sem me sentir cansado... mas o doente terminal precisa de cuidados intensivos... duche... e tratamento de feridas, há alguns doentes que têm um tratamento difícil, podem estar ligados a um ventilador mecânico e precisam de ser aspirados e podem estar infectados, por isso, sinto-me fisicamente stressado. Tento ultrapassar os meus sentimentos. O doente tem de receber os melhores cuidados". "Sim, no que diz respeito aos doentes terminais, ... o seu estado pode ser crítico ao máximo, prestamos cuidados especiais ... podem estar ligados a um ventilador mecânico, ou a uma seringa ou a uma bomba de infusão, por exemplo, a infusão de adrenalina ou levofed é mudada de meia em meia hora, pelo que é necessário mais esforço. Mais cuidados, por exemplo, alguns doentes defecam frequentemente... aaa... Os doentes têm hemorragias ou sangramentos. Em relação aos cuidados, posso prestar cuidados ao doente de hora a hora... mudar a perfusão de hora a hora... a ordem da medicação pode ser mudada três ou quatro vezes... trabalhamos sob stress e esforço....so, recebemos este doente por rotação."

5- Incerteza:

Relativamente ao tema da incerteza, do ponto de vista dos participantes, eles acreditavam que tinham de prestar cuidados aos doentes terminais até ao último momento, e compreendiam que ninguém pode determinar quando é que a vida do doente vai terminar ou quando é que a morte vai ocorrer. Além disso, só o nosso Deus tem a capacidade de controlar a nossa vida e a nossa morte, pelo que pode cuidar do doente em qualquer altura. As declarações seguintes confirmam este facto: "Acredito mesmo que só Deus sabe quando, onde e como alguém vai morrer... (pausa)... está nas mãos de Deus... (pausa)... É por isso que temos de prestar os melhores cuidados até ao último segundo." "Tenho de cumprir o meu dever, ... (pausa)... mesmo que saiba que o doente vai morrer daqui a cinco minutos, uma semana ou um mês... (pausa)... Deus pode curá-lo a qualquer altura... (pausa). "Deus dá vida à carne decomposta" ...(pausa)... Uma vez lidei com um paciente cujos médicos disseram que ia morrer. Deixaram de lhe administrar medicamentos, ele só tomava aspirinas. Mas com a graça de Deus... (pausa) ...ele ficou curado e estava ótimo quando saiu da UCI...(pausa)... É por isso que eu trato os doentes deste ângulo; está nas mãos de Deus". Sentir-se feliz com os doentes recuperados:

Além disso, os resultados do presente estudo revelaram que a maioria dos participantes se sente feliz quando alguns dos doentes terminais recuperam, o que tem um impacto positivo no seu estado psicológico. As declarações dos participantes que se seguem confirmam este facto: "Já vi casos difíceis. ...(respiração profunda)... Lembro-me de um caso, ... (pausa)... o doente sofria de insuficiência cardíaca grave... (falando em voz baixa e com um pequeno sorriso)... Mas adorava a vida... (pausa)... Esteve ligado ao ventilador mecânico durante três meses. Deus curou-o e ele saiu do ventilador, apesar de o seu caso ser terminal!"
"Há doentes que ficaram no quarto de isolamento....(pausa).... ligados ao ventilador mecânico durante três ou quatro meses... e agora vemo-los na consulta externa, por isso estamos muito contentes... (com um pequeno sorriso)... sim, há doentes terminais que foram detidos e todos nós trabalhámos com eles e depois . O chefe do departamento aprecia o pessoal, tem um grande impacto na nossa psique". (Participante: 1)

6- Sentir-se impotente nos últimos momentos de vida do doente:

Outro tema pertinente que emergiu relativamente à prestação de cuidados a doentes terminais foi o facto de os participantes terem referido que passaram por momentos difíceis e penosos quando prestaram cuidados a doentes em fase terminal da doença e sabiam que iam morrer. Os resultados do presente estudo revelaram que o enfermeiro de cuidados intensivos se sente eticamente responsável por fazer o melhor que pode pelos doentes terminais. Os participantes descreveram o seu sentimento da seguinte forma "Oh, não sei o que lhe dizer...(pausa)... Os últimos momentos da vida de um doente...(pausa)..., posso chorar e isso afecta-me profundamente... Mas não há nada que eu possa fazer, especialmente depois de termos feito tudo o que podíamos para salvar a vida de um doente!" "(falando em voz baixa) Hmmmmm,

...(pausa)... se falo dos últimos momentos da vida de alguém, é claro que é um momento muito difícil para qualquer pessoa ...(pausa)... As minhas mãos estão atadas, não há nada que eu possa fazer... (respiração profunda). É uma altura muito difícil". Além disso, os participantes descreveram as suas dificuldades em lidar com a iminência da morte nos últimos momentos: "Fico em silêncio ao lado do doente...(pausa)...tento o mais possível que o doente repita depois de mim a declaração de fé muçulmana...(pausa)... Sinto que estou a assistir a um momento que está a chegar para mim". "Nos últimos momentos da vida de um doente...(pausa)..., sim, sinto-me impotente e que não posso fazer nada...(pausa)... No entanto, faço-os repetir a declaração de fé muçulmana e suplico a Deus que tenha piedade dele!" "Eu tento evitar o doente... se o doente ficou aqui durante muito tempo... e se foi preso ou vai morrer ou nos últimos dias de vida de um doente... aaaa... eu tento não o ver nos últimos momentos da sua vida... causa-me dor... isto afecta-me especialmente se trabalhámos com ele durante muito tempo. Sim, lidamos com ele diariamente... Eu não sei.... posso expressar o meu sentimento?? .... Sinto que podemos morrer a qualquer momento... sinto que ele está perto de mim..."

7- Morte no fim:

Os resultados do presente estudo mostraram que os participantes expressaram o seu sentimento em relação aos cuidados prestados aos doentes terminais e descreveram-no como" apesar dos desafios do tratamento e da gestão que lhes foi proporcionada, mas no final os doentes morreram". Além disso, os participantes acrescentaram que, quando não há perspectivas de que os doentes melhorem, cuidar deles torna-se extremamente cansativo: são cuidados complexos que não oferecem qualquer recompensa pelos esforços feitos. Os enfermeiros de cuidados intensivos expressaram a sua experiência da seguinte forma: "É insatisfatório sentir que não podemos tratar estes doentes; é também doloroso...(pausa)... perceber que é difícil tratar alguém que vai morrer de qualquer maneira." "Afecta-me certamente quando trato um doente terminal...(pausa)... Trabalho com ele, presto-lhe cuidados, mas ele acaba por morrer e isso afecta-me...(pausa)..., apesar de tudo o que fizemos para lhe salvar a vida." "Apesar de prestar cuidados, tempo e esforço aos doentes ...(pausa)..., eles continuam a morrer."

8- Ligação psicológica com o paciente:

Um elemento importante que emergiu da análise dos dados do presente estudo foi o facto de o sentimento dos participantes em relação aos doentes terminais poder, por vezes, ser afetado pelo papel e pelas responsabilidades do doente na família, pela idade e pela duração do internamento na UCI. No entanto, a morte nem sempre foi percepcionada como uma perda, mas por vezes foi um acontecimento que foi bem recebido numa situação diferente. As seguintes declarações dos participantes confirmam este facto:

"Pode ficar-se muito afetado (profunda). Fico ligado ao doente, ou ao seu papel nas suas famílias... (pausa)... Por exemplo, se ele é pai.... Ou uma mãe, sente-se a sua influência no seio das suas famílias e a sua importância para as pessoas que o rodeiam ...(pausa)... É por isso que me sinto afetado depois de o doente morrer." "Especialmente se o doente for jovem, ou se for pai ou mãe ... (pausa)..., sinto-me mal por ele e pelas suas famílias... (pausa)... Se o doente for mãe, está encarregue dos filhos e de um lar.... Se o doente é pai, é responsável pela sua família (pausa). É muito difícil". Além disso, os comentários dos participantes parecem sugerir que a idade é um fator importante na sua experiência com alguns doentes e não com outros, como se segue: "O meu sofrimento com um doente terminal é muitas vezes exacerbado quando o doente é jovem ou da nossa idade... (pausa) Isto afecta mais do que se o doente for um homem ou uma mulher mais velhos." Relativamente ao efeito do tempo de internamento na UCI: "Em alguns casos, o tempo de permanência do doente terminal na UCI tem os seus efeitos... (pausa) Há casos que ficam connosco durante seis meses... (pausa) Por isso, estamos ainda mais ligados a eles e às suas famílias."

II- O segundo tema principal: Prestar os melhores cuidados possíveis:-.

No que respeita ao segundo tema principal nos resultados do presente estudo, o participante acrescentou que têm de se preocupar com os direitos de todos os doentes, com os melhores cuidados e com a esperança de cura. Além disso, contém sete subtemas: (1) Igualdade nos cuidados, (2) Direitos dos doentes, (3) Prestar cuidados até ao último momento, (4) Esperança de cura, (5) Morte tranquila, (6) Empatia com as famílias dos doentes, e (7) Evitar os conflitos.

1- Igualdade na prestação de cuidados:

Os resultados do presente estudo revelaram que os participantes, na maioria das vezes, enfatizaram que prestavam os mesmos cuidados a todos os doentes na UCI e que esta era a natureza do trabalho dentro da UCI com os diferentes diagnósticos. Alguns pacientes já estão recuperados e outros não. Além disso, eles já entendem o trabalho deles, então eles conseguem lidar com isso. As declarações seguintes descrevem este facto: "Todos os doentes são tratados da mesma forma (pausa). Todos os doentes têm todos os seus direitos; somos assim com todos os doentes." "Trato o doente com carinho,... Deus me livre... pode ser um dos meus familiares..... Cuido do doente como se ele fosse melhorar e tivesse alta hoje." "Trato todos os doentes da mesma forma... (pausa)... Presto-lhes os cuidados necessários e necessários ao melhor nível.""Sinto-me um pouco triste com estes doentes (pausa), mas esta é a natureza do trabalho na UCI...(pausa)... Alguns doentes melhoram, outros não...(pausa)..., e temos de trabalhar com ambos porque a natureza do trabalho é a mesma em todos os casos."

2- Direitos dos doentes:

Relativamente a este subtema, os participantes no estudo atual respeitam todos os direitos dos doentes para receberem os cuidados e o tratamento necessários durante a estadia na UCI. Além disso, os participantes sentiram que não há variação no tratamento dos doentes terminais, e que estes doentes não têm mão na sua condição e têm de ser tratados como doentes básicos. As seguintes afirmações corroboram este facto: "Sei que tenho de trabalhar da mesma forma que todos os doentes... (pausa)... A minha psique pode sofrer por causa da condição do doente ...(pausa) Mas temos de prestar cuidados adequados doentes, a culpa não é deles.... Têm de ser tratados como doentes básicos". "O que quer que tenha acontecido ao doente não é culpa dele ...(pausa) Ele é um doente e tem direitos, e tem de ser tratado até ao último segundo..." "O doente tem de receber todos os seus direitos nos cuidados ...(pausa)...; só porque é um doente terminal não significa que o negligenciemos." "Prestamos ao doente os melhores cuidados ...(pausa)...; não somos negligentes no seu tratamento." "Sinto que é um encargo que tenho nas minhas mãos... (pausa). Tenho de dar o meu melhor ao doente.""O trabalho com estes doentes em particular não afecta o meu trabalho com os outros casos, pois todos os doentes recebem os melhores cuidados... (pausa)... Não podemos cuidar de alguns doentes e negligenciar outros... (pausa)... Eles são tratados da mesma forma porque, no final do dia, todos eles são pacientes da UTI".

3- Prestar cuidados até ao último momento:

Os resultados do presente estudo mostraram que os enfermeiros de cuidados intensivos se sentiam eticamente responsáveis por dar o seu melhor nos cuidados prestados aos doentes com doença terminal. Além disso, os participantes mencionaram que têm de considerar a prestação de cuidados aos doentes terminais até ao último momento da vida do doente e que isto não significa deixar estes doentes até morrerem, o que é corroborado pelas seguintes afirmações "Mesmo até ao último segundo...(pausa)... temos de prestar cuidados e atenção ao

doente". "Os doentes recebem os melhores cuidados até aos últimos momentos da sua vida ...(pausa)...; se está tudo bem, se falecerem, também está tudo bem...."
"Vejo-o como um doente, antes de mais... (pausa)... Ele deve receber os melhores cuidados para salvar a sua vida até ao último momento da vida do doente". "Nessas alturas, tento ser descontraído e atender a todas as exigências do doente ...(pausa)... Tento ouvi-los e aceito tudo o que os doentes me pedem ... (pausa)... Por exemplo, os doentes com insuficiência hepática são muito agressivos nas fases finais ...(pausa).... Tento persuadi-los de que estão bem; e dar-lhes esperança no amanhã".

4- Esperança de cura:

Além disso, os resultados do presente estudo revelaram que os enfermeiros de cuidados intensivos consideraram a energia emocional nos cuidados prestados aos doentes terminais. Não só prestaram cuidados de qualidade, como também proporcionaram conforto emocional e esperança, a fim de aliviar a depressão do doente, proporcionando assim esperança de cura e recuperação. Os participantes expressaram o seu sentimento através da seguinte descrição "Trabalho com doentes terminais e espero que recuperem...(pausa)... Tento dar o máximo; pode haver uma hipótese de eles melhorarem". "Apesar de saber que o caso é terminal, continuo a ter esperança que ele recupere ...(pausa)... Dou ao doente os melhores cuidados até aos seus últimos momentos". "Quando tenho a meu cargo um doente em fase terminal ...(pausa)..., tento levantar-lhe o ânimo por todos os meios possíveis ...(respiração profunda)... Posso brincar com ele ...(pausa)...; tento aliviar a sua depressão". "Tento tratar os doentes com ternura ...(pausa).... Falo com ele de forma otimista e digo-lhe para não ter medo ...(pausa)... Faço-o sentir que as coisas vão melhorar." Quando lido com o doente... não lido com ele como se ele fosse morrer... Não, ... como um doente prestável....Posso morrer antes dele. Claro que tento informá-lo de que tudo está nas mãos de Deus... (pausa)... dou-lhe esperança de recuperação, não vai morrer imediatamente."

5- Uma morte tranquila:

Além disso, os resultados do presente estudo revelaram que os participantes acreditavam que, depois de prestarem os cuidados necessários aos doentes terminais, facilitavam-lhes a morte pacífica e promoviam a morte com dignidade. As afirmações seguintes corroboram este facto: "Durante os últimos momentos da vida de um doente ...(pausa)..., podemos deixar o doente sozinho depois de lhe termos prestado os cuidados necessários; deixamo-lo morrer em paz ...(pausa). O ventilador mecânico e os medicamentos estão a funcionar, mas fechamos as cortinas...." "Até ao último momento da vida do doente ...(pausa)... observo atentamente o monitor e os sinais vitais. Procuro quaisquer alterações no seu estado ... (pausa) Na maioria dos casos, podemos deixar os doentes morrer em paz depois de o médico tomar a de não os reanimar."

6- Empatia com a família do paciente:

Os resultados do presente estudo também mostraram que os participantes não só cuidam dos doentes terminais, como também apoiam as suas famílias relativamente a esta situação dolorosa. Na maioria das vezes, os participantes informaram os familiares sobre o prognóstico do doente. Além disso, os enfermeiros de cuidados intensivos compreenderam que, na situação de doença terminal, os membros da família têm muitos factores de stress, medo, preocupação, esperança e pensam em muitas coisas, pelo que os participantes responderam às suas perguntas e apoiaram-nos. Os participantes explicaram que a sua experiência apontava para o valor de facilitar a visita da família do doente e de permitir a presença sem restrições da família, bem como de melhorar as relações entre o médico e os membros da família. Os depoimentos que se seguem clarificam este facto: "As famílias dos doentes terminais estão em mau estado...(pausa)... Não há nada que eu possa fazer por eles. No entanto, tento dar-lhes esperança de recuperação porque tudo está nas mãos de Deus...(pausa)... Permitimos que eles fiquem muito tempo com os doentes durante as horas de visita ...(pausa)...; e para os fazer aceitar o plano de Deus." "Tento aproximar-me das famílias dos doentes; e explicar-lhes a evolução da sua doença.... (pausa).... Podemos facilitar-lhes a vida e fazê-los compreender... (pausa). Peço-lhes que falem com o médico responsável, que os tranquilizem e que lhes lembrem Deus... (pausa).... Deus pode curar o doente".

"Tenho de informar as famílias dos doentes que os doentes só têm alguns dias, depois espera-se que morram ...(pausa)...; para que a sua morte não seja tão repentina e para diminuir o choque". "Digo às famílias dos doentes que o doente está em estado grave, a minha expressão facial também fala por mim ...(pausa)... Eles podem estar cientes de que o estado do doente está a deteriorar-se e que se espera que ele morra." "Quando lido com as famílias dos doentes, mantenho-as informadas sobre o seu estado e faço-as compreender indiretamente ...(pausa).... Alguns deles perguntam se já lidei com casos como este e eu digo-lhes que sim...(pausa)... Digo-lhes que alguns casos são curados, enquanto outros não ...(pausa)... Eu digo que fazemos o nosso melhor e o resto está nas mãos de Deus".

7- Evitar conflitos:

Além disso, os resultados do presente estudo revelaram que os participantes mencionaram a existência de conflitos com alguns familiares quando estes perguntam sobre o estado e a evolução do doente. Isto pode dever-se ao facto de não aceitarem a deterioração do doente e de já estarem sob stress. Por isso, na maioria das vezes, os enfermeiros de cuidados intensivos pedem aos médicos responsáveis que expliquem a situação atual aos familiares do doente para evitar conflitos com as famílias dos doentes. As declarações que se seguem confirmam este facto: "Lido com as famílias dos doentes de acordo com a sua compreensão da situação ... (pausa)... Algumas pessoas acusam-nos de matar o doente. Porque problemas, é o médico responsável que informa as famílias do estado dos doentes... (pausa)... Mas nós tentamos fazê-las compreender, apaziguá-las e recordar-lhes o mandamento de Deus." "Nós satisfazemos as exigências das famílias dos doentes... (pausa)... Se forem razoáveis, podemos discutir um pouco o caso do doente. Se não tiverem percebido a situação, deixamos os médicos falar com as famílias... (pausa)Isto porque podem surgir problemas com as famílias dos doentes numa data posterior."

III: O terceiro tema principal: Lidar com a situação:-

Relativamente ao terceiro tema principal dos resultados do presente estudo, os enfermeiros de cuidados intensivos esforçaram-se por lidar com muitos factores de stress e tensão inerentes à prestação de cuidados a doentes terminais, bem como com os da vida quotidiana. Para serem úteis, os enfermeiros de cuidados intensivos precisam de manter um equilíbrio saudável entre cuidar dos outros e cuidar de si próprios. As formas de lidar com a situação são de natureza diversa; podem ser internas ou externas, mas todas são orientadas para a defesa , servindo para proteger o indivíduo de ser sobrecarregado. A escolha do método de lidar com a situação parece depender das circunstâncias externas, da rapidez ou da cronicidade do stress e da tensão, dos recursos de que o enfermeiro dispõe e da predisposição do indivíduo para um ou outro padrão de lidar com a situação. Este tema principal contém cinco subtemas: (1) Aceitar o trabalho e a morte, (2) Aumentar a fé, (3) Familiarização, (4) Separação emocional, e (5) Necessidade de apoio.

1- Aceitar o trabalho e a morte:

Os participantes no presente estudo expressaram a sua aceitação pela naturalidade do trabalho dentro da UCI e acrescentaram que este é o seu trabalho e que têm se adaptar. Além disso, os participantes compreendem as causas de morte dos doentes terminais após terem adquirido as experiências adequadas com o trabalho. Por isso, aceitaram o trabalho e a morte. Os enfermeiros de cuidados intensivos fizeram comentários muito abertos e honestos sobre a sua experiência, como se segue "Quando comecei a trabalhar com estes casos...(pausa)..., comecei a aprender as causas de morte e as causas das doenças e as suas complicações. Comecei a aceitar a morte". "Sei que é a natureza do trabalho na unidade ...(pausa)..., é o meu trabalho no final do dia." "Quando trabalho com casos de doentes terminais, trabalho como normalmente faria ...(pausa)... É tudo trabalho, e é essa a natureza do trabalho na UCI. Fazemos o que podemos.""Tento habituar-me à natureza do trabalho na UCI, porque há muitos casos como este...(pausa)... No fim de contas isto é um trabalho".

2- Aumentar a fé:

Os valores e as crenças são fundamentais para o processo de adaptação a situações de stress. As crenças religiosas também podem ajudar os enfermeiros de cuidados intensivos a lidar com a situação, diminuindo a sua perceção da angústia que sentem ao prestar cuidados a doentes terminais. Para além disso, as crenças religiosas ajudam a aliviar a ansiedade, a depressão e a angústia relativamente aos cuidados prestados aos doentes no fim da vida. Outros participantes referiram que esta experiência aumentou a sua fé islâmica. Os participantes no estudo atual ilustraram esta conclusão da seguinte forma "Quando trabalho com estes casos, sinto-me mais próximo de Deus... (profunda). A minha fé em Deus aumenta; e eu aprendo trabalhando com esses casos". "Talvez suportar as aflições seja um método para nos adaptarmos a lidar com estes casos (pausa)... O trabalho na UTI é assim, já vimos vários desses casos".

3- Familiarização:

Os achados do presente estudo também revelaram que alguns participantes, no início de seu trabalho na UTI e imediatamente após a graduação, descreveram que sua experiência foi traumática, resultando na rejeição da possibilidade de prestação de cuidados a pacientes com prognóstico desfavorável. Portanto, a resposta comum dos participantes parece apoiar o facto de se terem familiarizado com o trabalho na UCI e com os doentes terminais. Além disso, sendo mais maduros, mostraram compreender e lidar com mais confiança com os cuidados prestados aos doentes terminais. Assim, parecem estar a habituar-se a lidar com os doentes terminais e a encarar isso como uma rotina. As seguintes afirmações feitas pelos participantes durante as entrevistas confirmam este facto: "No início...(pausa)..., depois da licenciatura, tinha medo de me aproximar dos doentes, de lhes prestar cuidados ou de tocar nas máquinas a que estavam ligados...(pausa)... No entanto, depressa aprendi a lidar com eles e a prestar-lhes cuidados.""Talvez o facto de nos habituarmos a trabalhar com os diferentes casos na UCI nos tenha mudado um pouco ...(pausa)... Aprendi a lidar com estes casos". "Quando trabalhei pela primeira vez, a minha psique foi influenciada pelos doentes terminais,...posso chorar e sair do turno...isso pode estender-se ao meu sonho durante um período de tempo ou meses...aaaa....até agora ...a criança terminal afectou-me.""O meu sentimento mudou...(pausa).... Quando me formei (pausa), não percebi o que se estava a passar, mas depois habituei-me." ""No início, tinha medo destes casos. Mas depois habituei-me a eles... (pausa)... Foi com a prática." "Quando recebo estes casos, já estou habituado...(pausa)... Já vi muitos ao longo dos anos e aprendi com a experiência ...(pausa)... É assim que as coisas são aqui na UCI" "Quando comecei a trabalhar na UCI, tinha algum receio e preocupação com estes casos ...(pausa)... Mas depois de ganhar experiência, aprendi gradualmente a lidar com eles ...(pausa)... Mas sinto-me mal por estes doentes ...(pausa)..., mas não há nada que eu possa fazer por eles." "Posso dizer que nos habituámos a estes casos aqui na UCI ...(pausa)... É este o nosso trabalho no final do dia."

4- Separação emocional:

A manutenção da separação emocional pode ter uma função protetora para os enfermeiros de cuidados intensivos, evitando o envolvimento excessivo no processo de tristeza e depressão, que ocorre durante a prestação de cuidados aos doentes terminais. Além disso, os enfermeiros de cuidados intensivos acrescentaram que pode não ser saudável chorar pelos doentes terminais, em frente dos doentes ou na presença das suas famílias. A maior parte das vezes, os enfermeiros de cuidados intensivos tentam controlar os seus sentimentos e manter uma barreira profissional. Alguns enfermeiros apresentaram um ponto de vista diferente: afirmaram que: "Penso que trabalhar com doentes terminais..... sabemos que os doentes vão morrer, e isso é verdadeiramente doloroso ...(pausa)... No entanto, tento ultrapassar os meus sentimentos, não vou chorar ao lado deles ...(pausa)... Dou-lhes esperança de que vão recuperar". "Tento não deixar que os doentes sintam a minha tristeza ...(pausa)..., para poder prestar-lhes os cuidados adequados." "Quando trabalhamos rotativamente com estes casos ...(pausa)..., de alguma forma aliviamos a nossa tristeza." "O sentimento de tristeza pode permanecer durante vários dias...(pausa)... Tentamos sair desta depressão com os nossos colegas da UCI para que mais tarde não afecte a minha casa e a minha família." "Sei que estou a trabalhar e a servir os doentes ...(pausa)... Tento transmitir-lhes um sentimento de otimismo. Se mostrar o meu desespero ou aborrecimento, não serei capaz de lhes prestar os melhores cuidados..."

5- Necessidade de apoio:

Além disso, a exposição frequente a doentes com doenças em fase terminal e à morte é uma fonte de conflito psicológico para os enfermeiros de cuidados intensivos numa UCI. Os relatos dos participantes revelam que, se o bem-estar psicológico do enfermeiro não for tido em consideração, os cuidados prestados aos doentes podem ser afectados. Os resultados do presente estudo mostraram que os enfermeiros de cuidados intensivos precisam de apoio e de capacitação para os ajudar a reviver o seu sofrimento, dando-lhes orientação adequada e os conhecimentos necessários sobre como cuidar de doentes terminais e lidar com situações de stress, uma vez que existem diferenças individuais entre eles. Além disso, os participantes sugeriram o desenvolvimento de alguns cursos ou palestras que lhes permitam satisfazer as suas necessidades no que respeita à prestação de cuidados a doentes terminais. Este facto é corroborado pelas seguintes afirmações: "Gostava que houvesse palestras ou cursos para enfermeiros sobre doentes terminais... (pausa).... As pessoas são diferentes, alguns enfermeiros conseguem lidar com isso, enquanto outros não conseguem ...(pausa)... Se fizerem algo deste género, será melhor para nós e para os doentes". "Quando começámos a trabalhar como enfermeiras ...(pausa)..., não tínhamos informação suficiente sobre doentes terminais. Tínhamos medo da UCI e dos seus doentes". "Se eu fosse discutir a adaptação a estes casos ...(pausa)..., não encontro ninguém que me alivie o sofrimento ...(pausa)... Alguém devia dar instruções aos enfermeiros da UCI sobre os cuidados adequados a prestar aos doentes (respiração profunda). Sinto-me mal pelos doentes e fico esgotado quando trabalho com eles (pausa). Não posso dar o que não tenho". "Claro que me adaptei à situação atual.... Tenho de o fazer, não tenho outra escolha... se tratar o doente como se ele fosse morrer ao fim de uma hora,...(pausa).... Não posso dar ao doente o direito de receber cuidados... temos de trabalhar com ele para estar vivo"

IV- O quarto tema principal: casos inesquecíveis:-

Relativamente ao último tema principal do estudo atual, este diz respeito aos casos mais difíceis que têm um enorme impacto para os enfermeiros de cuidados intensivos durante a sua experiência vivida de prestação de cuidados a doentes terminais. Os resultados do presente estudo também revelaram que os participantes ainda se lembram do grupo de doentes fase terminal. a sua experiência e sentimento durante a prestação de cuidados a este grupo especial de doentes e referiram que não conseguem esquecer estes doentes. As afirmações que se seguem apoiam esta ideia: "O caso mais difícil que vi foi o de uma criança de 17 anos... (pausa e ela baixa a voz)... Foi-lhe diagnosticada uma insuficiência cardíaca em fase avançada. Juro por Deus que estava tão ligada a ele... (pausa com um ligeiro sorriso)... Via a alegria nos seus olhos quando me encontrava. Tínhamos uma ligação forte, como mãe e filho ...(pausa).... E depois ele morreu...(pausa)... Fiquei deprimida por causa daquela criança...(respiração profunda)... Cada vez que vejo a cama dele, lembro-me dele e lembro-me de ele morrer à minha frente... (pausa) Houve outros casos semelhantes ao longo dos anos, mas Deus agraciou-nos com o dom do esquecimento, graças a Deus.""Alguns dos casos mais difíceis com que me deparei ...(pausa)... foram crianças com cancro ...(pausa) A maior parte delas tem cinco anos e, depois de muito trabalho e tempo, não vejo resultados e elas morrem." "Muitos casos me afectaram ao longo dos anos ...(pausa)... Há cerca de três anos, havia um ginecologista e a sua mulher era uma paciente. Eles tinham uma ligação afectiva profunda que eu nunca esquecerei...(profunda)... O marido estava profundamente ligado à mulher... (pausa)... Passava muito tempo com ela durante as visitas. Ela estava em coma, mas os seus olhos lacrimejavam quando ele lhe segurava na mão! O cancro dela estava na fase final.... Estes momentos são-me difíceis de testemunhar". "Houve um caso há dois meses, um velhote de 56 anos... (pausa)... Ele tinha cancro e depois teve uma paragem cardíaca, e nós reanimámo-lo...(pausa)... Depois disso, foi submetido a cirurgias exploratórias e teve complicações, hemorragias, acidentes vasculares cerebrais e paralisia. O seu estado deteriorou-se rapidamente ...(pausa)... Este doente ficou connosco durante muito tempo na UCI; e todos nós estávamos ligados a ele. Todos nós trabalhámos muito com ele e simpatizámos com ele ...(pausa)... Um dia cheguei ao trabalho e os meus colegas perguntaram-me se eu sabia quem tinha falecido nesse dia, eu perguntei-lhes quem, eles disseram-me "Am Mohamed". Todos nós ficámos muito perturbados com a sua morte". "Tenho visto muitos casos de insuficiência hepática. Houve um caso recente...(pausa)..., ela estava muito doente e entrou em coma. Tomou a medicação, acordou do coma e foi para casa ...(pausa)... Passado algum tempo, voltou a ficar doente e regressou à UCI ...(respiração profunda)... Eu estava muito ligado a ela; trabalhei muito com ela ..... e depois disso ela morreu."

DISCUSSÃO

Esta secção reflectiu os resultados do estudo atual em comparação com outros estudos e respondeu à pergunta de investigação. De acordo com Brown, Brock, & Hardy (2016), o ritmo acelerado que se verifica nas UCI significa que os enfermeiros podem ter de começar a cuidar de um novo doente antes de terem conseguido processar os seus sentimentos relativamente à morte do último doente. Quando os enfermeiros não têm a oportunidade de resolver o seu luto ou de articular os seus sentimentos, as reacções de luto acumulam-se ao longo do tempo. O luto acumulado pode levar a sintomas emocionais e físicos. Estes sintomas podem ter um efeito prejudicial para os enfermeiros, tanto a nível pessoal como profissional, e podem resultar em stress ocupacional e burnout.

Relativamente ao primeiro tema principal: Sentimentos sobre a prestação de cuidados a um doente em fase terminal.

Impotência:

Os resultados do presente estudo mostraram que os participantes expressaram o seu sentimento relativamente ao facto de lidar diariamente com doentes terminais e com doentes que se aproximam da morte ser extremamente angustiante e desgastante, causando sentimentos de impotência e falta de confiança face ao sofrimento do doente e ao fracasso das acções profissionais dos prestadores de cuidados de saúde, especialmente dos enfermeiros de cuidados intensivos. Esta conclusão está em consonância com Laura, Anne, Lene, Brenda, Teresa,(2010) que investigaram as experiências dos enfermeiros de UCI na prestação de cuidados terminais e indicaram que, neste estudo, os enfermeiros se sentiram impotentes e fracassados quando o seu doente não melhorou. Além disso, esta conclusão foi apoiada por Volker e Deborah (2001) no seu estudo sobre as experiências dos enfermeiros de oncologia com pedidos de morte assistida de doentes terminais com cancro e documentou que os participantes expressaram um sentimento de angústia. Foxall, Zimmerman, Standley, Bene (1990), no seu estudo A comparison of frequency and sources of nursing job stress perceived by intensive care, hospice and medical-surgical nurses, concluíram que a morte e o morrer eram mais stressantes para os enfermeiros da UCI e dos hospícios. Do mesmo modo, Elpern, Covert, Kleinpell (2005), que estudaram o sofrimento moral dos enfermeiros de uma unidade de cuidados intensivos, concluíram que os enfermeiros da UCI apresentavam níveis moderados de sofrimento moral, o que afectava negativamente a satisfação profissional, a retenção e o bem-estar psicológico e físico. Do ponto de vista do investigador, o sentimento de impotência e impotência pode dever-se ao facto de os enfermeiros de cuidados intensivos serem os que trabalham mais de perto com os doentes e as suas famílias, pelo que os participantes consideraram que o trabalho na UCI pode ser traumático. Além disso, os enfermeiros de cuidados intensivos estão repetidamente expostos à morte e a cuidar de doentes que têm uma doença terminal.

Frustração e depressão:

Os resultados do presente estudo também revelaram que a prestação de cuidados a doentes terminais é uma tarefa difícil para todos, especialmente para enfermeiros de cuidados intensivos que passam a maior parte do tempo com eles. Todos participantes sentiram frustração e depressão durante a sua experiência com este grupo de doentes. Este achado está de acordo com Lewis e Gloria (2013) que estudaram Burnout e stress: A phenomenological study of ICU nurses' experiences caring for dying patients they documented that, critical care nurses experienced sounds of death in intensive care, discomfort, personal feelings. Além disso, Sedigheh , Karin , Stefan , e Terttu (2010) que estudaram o Caring for Dying and Meeting Death: Experiences of Iranian and Swedish Nurses está de acordo com os resultados do presente estudo e mostrou que cuidar de doentes que vão morrer em breve e não ser capaz de os ajudar traz sentimentos de frustração. Aprenderam a manter um equilíbrio entre o facto de serem profissionais e estarem próximos das pessoas que estão a morrer e das suas famílias. Neste contexto, cuidar de doentes que se encontram na fase terminal da doença e trabalhar num ambiente de cuidados intensivos pode provocar sentimentos de frustração e depressão nos enfermeiros de cuidados intensivos que prestam cuidados diretos aos doentes terminais.

Stress físico (esgotamento):

O presente estudo revelou que a enfermagem é uma profissão altamente stressante. Os enfermeiros de cuidados intensivos que têm maior tolerância ao stress permanecem na corrente principal desta nobre profissão. Diz-se que os enfermeiros cuja paixão pela enfermagem transborda têm maior resistência, mas cuidar de doentes terminais pode levar ao stress físico. Esta constatação é corroborada por Araújo, Silva e Francisco (2004) no seu estudo Enfermagem ao moribundo: elementos essenciais na prestação de cuidados a doentes terminais, e documenta que a enfermagem ao doente terminal é um trabalho árduo e complexo. Requer a manutenção do equilíbrio emocional, juntamente com competências técnicas e científicas, e uma perceção apurada para prestar uma assistência adequada às necessidades individuais de cada doente. Além disso, Steinhauser etal. (2000), que estudaram os factores considerados importantes no fim da vida pelos doentes, familiares, médicos e outros prestadores de cuidados, concluíram que alguns dos participantes sentiam exaustão física e emocional, o que corresponde aos resultados do presente estudo. Por conseguinte, a prestação de cuidados a doentes terminais pode exigir cuidados de enfermagem intensivos mais do que a outros doentes e os cuidados terminais podem estar associados a um stress considerável e ao esgotamento dos enfermeiros de cuidados intensivos.

Incerteza:

Além disso, os resultados do presente estudo reflectiram que, do ponto de vista dos participantes, estes acreditavam que tinham de prestar cuidados aos doentes terminais até ao último momento e compreendiam que ninguém pode determinar quando é que a vida do doente vai terminar ou quando é que a morte vai ocorrer. Além disso, só o nosso Deus tem a capacidade de controlar a nossa vida e a nossa morte, pelo que pode curar o doente em qualquer altura. Esta constatação está de acordo com a encontrada por Waraporn (2009), que estudou a experiência vivida por enfermeiros tailandeses ao cuidarem de pessoas que tiveram uma morte pacífica em unidades de cuidados intensivos, revelando que os participantes aceitaram que não podiam prever a hora da morte e que a morte acontece independentemente do tempo esperado. Do ponto de vista do investigador, isso pode dever-se ao impacto da relação espiritual com Deus e com a religião para os participantes durante a prestação de cuidados a doentes terminais.

Morte no fim:

Os resultados do presente estudo mostraram que os participantes exprimiram o seu sentimento em relação aos cuidados prestados aos doentes terminais e descreveram-no como" apesar dos desafios do tratamento e da gestão que lhes foi proporcionada, mas no final os doentes morreram. Trata-se de cuidados complexos que não oferecem qualquer recompensa pelos esforços efectuados. Esta constatação está de acordo com Brenner (2000), que estudou Lições para enfermeiros de cuidados intensivos sobre como cuidar dos moribundos e reflectiu que os participantes expressaram que as mortes ocorridas numa UCI são por vezes vistas como fracassos pelo pessoal da UCI. Do ponto de vista do investigador, isto pode estar relacionado com o aumento da taxa de mortalidade entre os doentes terminais na UCI.

Relativamente ao segundo tema principal: Prestar os melhores cuidados possíveis.

Morte tranquila:

O presente estudo revelou que os participantes acreditavam que, depois de prestarem os cuidados necessários aos doentes terminais, facilitavam-lhes uma morte pacífica e promoviam a morte com dignidade. Este facto é corroborado por Nikolaos e Wendly (2014), que estudaram as experiências dos enfermeiros de cuidados intensivos na prestação de cuidados em fim de vida após a interrupção do tratamento: um estudo qualitativo que concluiu que os participantes fizeram o seu melhor para facilitar o conforto. Do mesmo modo, o estudo de Kongsuwan e Locsin (2009), que estudou a promoção da morte pacífica na unidade de cuidados intensivos na Tailândia, concluiu que os enfermeiros da UCI promovem a morte pacífica através de um processo tridimensional: consciencialização da morte; criação de um ambiente de cuidados; e promoção de cuidados de fim de vida.

Ligação psicológica com o doente:

Além disso, o presente estudo reflectiu que o sentimento do participante em relação aos doentes terminais pode ser afetado pelo papel e pelas responsabilidades do doente na família, pela idade e pelo tempo de permanência na UCI. Este achado está em concordância com o de Naidoo (2011), que estudou as Experiências dos Enfermeiros de Cuidados Intensivos sobre a Morte e o Morrer numa Unidade de Cuidados Intensivos: A Phenomenological Study, e relatou que, a partir das respostas dos participantes, era evidente que os pensamentos sobre a morte de um paciente idoso ou envelhecido muitas vezes cruzavam a mente de um enfermeiro de cuidados críticos. Para alguns dos participantes, isso ajudou a mudar o foco de uma profunda tristeza e pesar para um foco de realidade. Da mesma forma, Laura, Anne, Lene, Brenda, Teresa (2010), que investigaram as experiências dos enfermeiros de UCI na prestação de cuidados terminais, indicaram que os enfermeiros descreveram como é mais difícil prestar cuidados terminais a doentes mais jovens. Estes resultados foram consistentes com um estudo efectuado por Glaser e Strauss (2004) que examinou a Consciência da morte. Descobriram que, quando os doentes mais jovens morriam, todos os pensamentos possíveis que entravam na mente de um enfermeiro de cuidados intensivos se centravam em ajudar esse doente a recuperar. Além disso, Thorn e Kline (2008), no seu estudo "Assessing nurses' attitudes toward death and caring for dying patients in a comprehensive cancer center", observaram que a idade, os anos de experiência e os valores pessoais de um enfermeiro afectavam a forma como se lidava com a morte e o morrer numa UCI.

Empatia com a família do doente:

O presente estudo mostrou que, na maioria das vezes, os participantes informaram os familiares sobre o prognóstico do doente. Além disso, os enfermeiros de cuidados intensivos compreenderam que, na situação de doença terminal, os familiares têm muitos factores de stress, medo, preocupação, esperança e pensam em muitas coisas, pelo que os participantes responderam às suas perguntas e apoiaram-nos. Os participantes explicaram que a sua experiência apontava para o valor de facilitar a visita da família do doente e de permitir a presença sem restrições da família, como de melhorar as relações entre o médico e os membros da família. Este achado está de acordo com o de Phyllis, King, Sandra e Thomas (2013) que estudaram o Phenomenological Study of ICU Nurses' Experiences Caring for Dying Patients e descobriram que os enfermeiros expressaram vontade de discutir a morte iminente com o paciente e a família, muitas vezes iniciando essas conversas. Caracterizaram as suas comunicações com a família como sendo mais diretas e, por vezes, mais honestas do que as do médico.

Da mesma forma, Chaipet (2007) estudou a experiência dos enfermeiros de UCI no cuidado de doentes moribundos. Ele documentou que os enfermeiros de cuidados intensivos compreenderam que cuidar dos familiares dos doentes moribundos os ajudava a aceitar a morte. Para além disso, Lackie (2003), que estudou as experiências vividas pelos enfermeiros de cuidados intensivos ao proporcionarem uma boa morte, desenvolveu o tema "a família como foco". Este tema dizia respeito às famílias que necessitavam de apoio psicológico. Além disso, a admissão na UCI pode ser assustadora e avassaladora para os doentes e as suas famílias. Assim, os participantes no presente estudo consideraram a importância de prestar apoio à família do doente.

Igualdade de tratamento:

Os resultados do presente estudo revelaram que os participantes sentiram que não há variação no tratamento doentes terminais e que estes doentes não têm mão na sua condição e têm de ser tratados como doentes básicos. Esta conclusão está de acordo com Natalie e Pattison (2010), que estudaram os cuidados prestados aos doentes com cancro no fim da vida num ambiente de cuidados intensivos: Perspectives of Families, Patients and Practitioners indicaram que a enfermeira de cuidados intensivos prestava os melhores cuidados. Do ponto de vista do investigador, tal pode estar relacionado com a bondade dos participantes na prestação de cuidados aos doentes durante a doença terminal e com a aplicação da política da UCI.

Prestar cuidados até ao último momento:

Os resultados do presente estudo mostraram que os enfermeiros de cuidados intensivos se sentiam eticamente responsáveis por dar o seu melhor nos cuidados aos doentes com doença terminal. Além disso, os participantes mencionaram que têm de considerar a prestação de cuidados aos doentes terminais até ao último momento da vida do doente, o que não significa deixar estes doentes até morrerem. Além disso, os participantes sublinharam, na maioria das vezes, que prestavam os mesmos cuidados a todos os doentes na UCI. Este achado está de acordo com um estudo sobre Comunicação com doentes moribundos - perceção dos enfermeiros de unidades de cuidados intensivos no Brasil, realizado por Mónica e Maria (2004), que que os participantes clarificaram a necessidade de identificar as exigências individuais dos doentes terminais, reconheceram a importância da comunicação com os moribundos e identificaram as necessidades individuais quando a morte é iminente.

Relativamente ao terceiro tema principal: Lidar com a situação:

Aceitar o trabalho e a morte:

Os participantes no presente estudo expressaram a sua aceitação pela naturalidade do trabalho dentro da UCI e acrescentaram que este era o seu trabalho e que tinham de se adaptar. Além disso, os participantes compreendem as causas de morte de pacientes terminais após adquirirem as experiências adequadas com o trabalho. Esta constatação é contrária à de Shorter e Stayt (2010), que estudaram as experiências de luto dos enfermeiros de cuidados intensivos numa unidade de cuidados intensivos para adultos e revelaram que, por vezes, os enfermeiros de cuidados intensivos preferem distanciar-se e dissociar-se do doente moribundo, numa tentativa de lidar com o impacto do luto e do trauma que a morte acarreta. A este respeito, a aceitação do trabalho e da morte pelos participantes no presente estudo pode estar relacionada com os anos de experiência na prestação de cuidados a doentes terminais, o que lhes permitiu lidar com a morte.

Separação emocional:

Além disso, o presente estudo demonstrou que, na maioria das vezes, os enfermeiros de cuidados intensivos tentam controlar os seus sentimentos e manter uma barreira profissional. Esta constatação é semelhante à de Laura, Anne, Lene, Brenda,Teresa,(2010) que investigaram as experiências dos enfermeiros de UCI na prestação de cuidados terminais e documentaram que lidar com doentes moribundos e as suas famílias exigia estratégias de coping por parte dos enfermeiros. A maioria das estratégias de coping descritas pelos enfermeiros são estratégias de coping positivas e adaptativas. Além disso, um estudo sobre Reacções à Morte do Doente: The Lived Experience of Critical Care Nurses por Hinderer e Katherine (2012), documentou que os enfermeiros de cuidados intensivos utilizaram os métodos de coping no cuidado de doentes moribundos. Além disso, Kirchhoff e Beckstrand (2005), que estudaram a perceção de obstáculos e comportamentos de apoio por parte dos enfermeiros de cuidados intensivos ao prestarem cuidados a doentes em fim de vida, documentaram que a enfermagem pode ser uma experiência emocional e que é importante que os enfermeiros de cuidados intensivos identifiquem formas de lidar com os seus sentimentos enquanto trabalham com doentes moribundos. Outro estudo de Farber (2006) que estudou o modelo de morte respeitosa: Difficult conversations at the end of life e sugeriu que os enfermeiros recorrem frequentemente a estratégias pessoais para lidar com questões complexas e muitos dos participantes neste estudo utilizaram estratégias semelhantes. As estratégias pessoais de curto prazo são certamente úteis para manter uma atitude profissional no contexto clínico.

Aumentar a fé:

Os participantes no presente estudo também mencionaram que as crenças religiosas também podem ajudar os enfermeiros de cuidados intensivos a lidar com a situação, diminuindo a sua perceção da angústia que sentem ao prestar cuidados a doentes terminais. Este achado está de acordo com Sedigheh , Karin , Stefan , e Terttu (2010) que estudaram o Caring for Dying and Meeting Death: Experiences of Iranian and Swedish Nurses e mostraram que o processo de aprendizagem da prestação de cuidados foi também interpretado pelos enfermeiros como uma expansão da auto-consciência. Os enfermeiros, tanto no Irão como na Suécia, experimentaram relações com pessoas moribundas que os fizeram mudar a forma como olhavam para as suas próprias vidas.

Necessidade de apoio:

Além disso, o presente estudo revelou a necessidade de apoio e capacitação dos enfermeiros de cuidados intensivos para os ajudar a reviver o seu sofrimento, dando-lhes orientação adequada e os conhecimentos necessários sobre como cuidar de doentes terminais e lidar com situações de stress. De acordo com Ayed, Sayej, Harazneh, Fashafsheh e Eqtait, (2015), que estudaram The Nurses' Knowledge and Attitudes towards the Palliative Care Journal of Education and Practice, uma investigação sobre cuidados em fim de vida, morte e morrer mostrou que cuidar de doentes moribundos é uma das facetas mais stressantes da carreira de um enfermeiro. Juntamente com o facto de os enfermeiros em geral não terem uma formação adequada sobre a morte e o morrer, os cuidados aos doentes são prejudicados num dos momentos mais cruciais da vida. Da mesma forma, Araújo, Silva e Francisco (2004), que estudaram a Enfermagem ao moribundo: elementos essenciais no cuidado de pacientes terminais, refletiram que os enfermeiros brasileiros que cuidam de pacientes moribundos deveriam receber apoio psicológico e emocional. Do ponto de vista do investigador, é uma tarefa muito dolorosa e stressante para os enfermeiros de cuidados intensivos que prestam cuidados diretos e regulares aos doentes terminais e moribundos. Por isso, os participantes referiram que precisam de apoio.

RESUMO, CONCLUSÃO E RECOMENDAÇÕES

Resumo

O objetivo do presente estudo é explorar a experiência vivida pelos enfermeiros de cuidados intensivos na prestação de cuidados a doentes terminais. Para cumprir o objetivo deste estudo, foram formuladas as seguintes questões de investigação:

Q1-Qual é a experiência vivida pelos enfermeiros de cuidados intensivos na prestação de cuidados a doentes terminais?

Para o presente estudo, foi utilizado um modelo fenomenológico hermenêutico. Foi utilizada uma amostra intencional. No presente estudo, o investigador atingiu o ponto de saturação após 17 participantes.

Critérios de inclusão: enfermeiros de cuidados intensivos com diferentes níveis de formação, com pelo menos um ano de experiência de enfermagem na prestação de cuidados a doentes terminais.

O presente estudo foi realizado em diferentes UCI do Hospital Universitário El Manial. Os resultados do presente estudo estão divididos em duas secções principais: a secção (1) diz respeito aos dados pessoais dos participantes; a secção (2) diz respeito aos temas identificados que representam a experiência vivida pelos enfermeiros de cuidados intensivos.

As principais conclusões do presente estudo foram as seguintes

1- Mais de metade (58,82%) dos participantes do grupo etário (28-37)

2- O estudo atual inclui ambos os sexos, sendo a maioria (70,58%) de enfermeiros do sexo feminino

3- Mais de metade destes enfermeiros (52,94%) possuía o Curso Técnico de Enfermagem.

4- Um terço (35,29%) dos participantes tinha experiência de enfermagem que variava entre (10-14) anos na unidade de cuidados intensivos e na prestação de cuidados a doentes terminais.

5- Os resultados do presente estudo identificaram quatro temas principais na exploração das experiências vividas pelos enfermeiros de cuidados intensivos na prestação de cuidados a doentes terminais: (I) Sentimentos sobre a prestação de cuidados a doentes terminais; (II) Prestar os melhores cuidados; (III) Enfrentar; (IV) Casos inesquecíveis. Cada categoria foi ainda delineada com subtemas.

6- O primeiro tema principal do presente estudo representa os sentimentos dos participantes durante a sua experiência vivida na prestação de cuidados a doentes terminais. Esta experiência pode evocar diferentes tipos de sentimentos. Por conseguinte, o tema principal inclui sete subtemas: (1) Tristeza, (2) Impotência, (3) Frustração e depressão, (4) Stress físico (esgotamento), (5) Incerteza, (6) Sentir-se feliz com os doentes recuperados, (7) Sentir-se impotente durante os últimos momentos da vida do doente, (8) Morte no fim, e (9) Ligação psicológica ao doente.

7- O segundo tema principal nos resultados do presente estudo, o participante acrescentou que têm de preocupar com os direitos de todos os doentes, com os melhores cuidados e com a esperança de cura. Além disso, contém sete subtemas: (1) Igualdade nos cuidados, (2) Direitos dos doentes, (3) Prestar cuidados até ao último momento, (4) Esperança de cura, (5) Morte tranquila, (6) Empatia com as famílias dos doentes e (7) Evitar conflitos.

8- O terceiro tema principal nos resultados do presente estudo, os enfermeiros de cuidados intensivos esforçaram-se por lidar com muitos factores de stress e tensão inerentes à prestação de cuidados a doentes terminais, bem como com os da vida quotidiana. Para serem úteis, os enfermeiros de cuidados intensivos precisam de manter um equilíbrio saudável entre cuidar dos outros e cuidar de si próprios. As formas de lidar com a situação são de natureza diversa; podem ser internas ou externas, mas todas são orientadas para a defesa, servindo para proteger o indivíduo de ser sobrecarregado. A escolha do método de lidar com a situação parece depender das circunstâncias externas, da rapidez ou da cronicidade do stress e da tensão, recursos de que o enfermeiro dispõe e da predisposição do indivíduo para um ou outro padrão de lidar com a situação. Este tema principal contém cinco subtemas: (1) Aceitar o trabalho e a morte, (2) Aumentar a fé, (3) Familiarização, (4) Separação emocional, (5) Necessidade de apoio.

9- O último tema principal do estudo atual, que diz respeito aos casos mais difíceis, tem um enorme impacto para os enfermeiros de cuidados intensivos durante a sua experiência vivida na prestação de cuidados a doentes terminais.

Conclusão:

Foram extraídos quatro temas principais das experiências vividas pelos participantes relacionadas com a prestação de cuidados a doentes terminais, a : (I) Sentimentos sobre a prestação de cuidados a doentes terminais;

(II) Prestar os melhores cuidados; (III) Enfrentar; (IV) Casos inesquecíveis.

Recomendações:

Com base nas conclusões do presente estudo, o seguinte:

1- Criação de um curso de formação sobre gestão do stress na unidade de cuidados intensivos para enfermeiros de cuidados intensivos durante a prestação de cuidados a doentes terminais.

2- Fornecer uma explicação adequada e exaustiva aos enfermeiros de cuidados intensivos sobre a natureza da unidade de cuidados intensivos, os cuidados prestados aos doentes terminais e às suas famílias, os cuidados no fim da vida, os cuidados paliativos, a morte e o morrer na unidade de cuidados intensivos.

Recomendações para investigação futura:

1- Avaliar os conhecimentos e práticas dos enfermeiros relacionados com a morte pacífica na unidade de cuidados intensivos.

2- Experiências vividas pelos doentes internados na unidade de cuidados intensivos.

3- Avaliação das estratégias de coping adoptadas pelos enfermeiros que trabalham com doentes terminais.

REFERÊNCIAS

Abudari G., Zahreddine H., Hazeim H., Al Assi M., e Emara S. (2014): Conhecimento e atitudes em relação aos cuidados paliativos entre os enfermeiros multinacionais na Arábia Saudita. Revista Internacional de Enfermagem Paliativa. Volume 20 (9).

Adams, J., Andersron, R.,A., Docherty ,S.,L., Tulsky, J.,A., Steinhauser, K., E., & Bailey, D.,E., (2014): Estratégias de enfermagem para apoiar os familiares de pacientes de UTI com alto risco de morrer Heart and Lung 43, 5.

Al-Mutair, A.,S., Plummer, V., O'Brien, A., Clerehan, R. (2013):Necessidades e envolvimento da família na unidade de cuidados intensivos: uma revisão da literatura. J Clin Nurs.

Associação Americana de Enfermagem em Cuidados Intensivos (AACCN) (2014): Peaceful death: Competências recomendadas e diretrizes curriculares para o fim da vida Retrieved from http://www.aacn.nche.edu/elnec/publications/peacefuldeath.

Anderson, R.,A., Docherty, S.,L., Tulsky, J.,A., Steinhauser, K.,E., Bailey, D.,E., (2014): Estratégias de enfermagem para apoiar familiares de pacientes de UTI com alto risco de morrer. Heart Lung.

Araujo, Silva, e Francisco, (2004):Enfermagem ao moribundo: elementos essenciais no cuidado de pacientes terminais, International Nursing Review, Volume 51, Issue 3, DOI: 10.1111/j.1466-7657.2004.00225.

Ayed, A., Sayej, S., Harazneh , L., Fashafsheh, I., Eqtait, F.,(2015):The Nurses' Knowledge and Attitudes towards the Palliative Care Journal of Education and Practice,Vol.6, No.4. www.iiste.org,ISSN 2222-1735 (Paper) ISSN 2222-288X.

Bailey, D., E., Anderson, R.,A., Docherty, S.,L., (2011):Papéis de Enfermagem. Strategies in end-of-life decision making in acute care: a systematic review of the literature. Nursing Res Pract.

Bakker, E., C., Nijkamp, M.,D., Kompanje, E., J., Bakker, J., Verharen,L. (2014):Perspetivas dos familiares sobre a qualidade dos cuidados numa unidade de cuidados intensivos: o conceito teórico de um novo instrumento.Patient Educ Couns.

Barrie, Dennis, David, M., (2013): Psychosocial Assessment in Terminal Care, Routledge, Londres, Nova Iorque.

Betty, Patrick, j., Constance, D., (2016): Advanced practice palliative nursing, 3rd ed., oxford university.

Braus, N., Campbell, T., Kwekkeboom, K.,L., Ferguson S, Harvey , Krupp A.,E., Lohmeier

T., Repplinger, M.,D.,, Westergaard R.,P., Roberts, K.,F., Ehlenbach, W.,J.,(2016): Estudo prospetivo de uma intervenção proativa de ronda de cuidados paliativos em uma UTI médica. Intensive Care Med. 2016 Jan;42(1):54-62. doi: 10.1007/s00134-015-4098-1.

Brenner, Z., R.,(2000): Lessons for critical care nurses on caring for the dying. Critical Care (online), 22(1): 11-12. Disponível: WWW: http://www.cconline.org.

Brown, M., M., Brock.; Hardy, K.,(2016) :Cuidados paliativos em enfermagem e cuidados de saúde. Londres; Thousand Oaks, Califórnia: SAGE Publications Ltd.

BudkaewJ. e Chumworathayi B. (2013) Conhecimentos e atitudes em relação aos cuidados paliativos para o cancro terminal entre os generalistas tailandeses. Asian Pac J Cancer Prev, 14 (10), 6173-6180.

Chaipet, O., (2007): Experiência dos enfermeiros da UCI no tratamento de doentes moribundos. Príncipe de Songkla

Universidade, Had Yai, Songkla, Tailândia.

Connelly, L. M.: (2010): What is phenomenology? MEDSURG Nursing, 19(2): 127-128 24(4), 357-374. doi: 10.1177/1054773814533791

Creswell, J.,W., (2014): Research Design: Qualitative, Quantitative, and Mixed Methods Approaches, 4th ed., SAGE publication, USA,P.P.122-125

Creutzfeldt CJ, Engelberg RA, Healey L, (2015): Necessidades de cuidados paliativos na UTI Neurológica. Critical Care Med 2015; 43:1677.

Downar, J., Barua, R., Sinuff, T. (2014):A conveniência de um programa de triagem e apoio ao luto conduzido por um clínico de uma unidade de terapia intensiva (UTI) para familiares de falecidos na UTI (ICU bereave). J Critical Care.

Elpern, E., H., Covert, B., Kleinpell, R., (2005): Moral distress of staff nurses in a medical intensive care unit. AmJ Critical Care.

Consórcio para o Ensino de Enfermagem no Fim da Vida. ELNEC Fact Sheet. Washington (DC): Associação Americana de Faculdades de Enfermagem; (2014): http://www.aacn.nche.edu/elnec/about/fact-sheet.

Farber, A., (2006): The respectful death model: Difficult conversations at the end of life (Conversas difíceis no fim da vida). In:Katz, R., Johnson T, eds. When Professionals Weep: Emotional and Countertransference Responses in End-of-Life Care. New York: Routledge.

Festic, E., Wilson, M.,E., Gajic, O., Divertie, G.,D, Rabatin, J.,T., (2012):Perspetivas de médicos e enfermeiros relativamente ao EdLC na unidade de cuidados intensivos. Journal of Intensive Care Medicine 27(1): 45-54.

Field RA, Fritz Z., Baker, A., (2014): Revisão sistemática de intervenções para melhorar o uso adequado e os resultados associados às decisões de ressuscitação cardiopulmonar sem tentativa. Resuscitation.Foxall, M., J, Zimmerman, L., Standley, R., Bene, B. , (1990). A comparison of frequency and sources of nursing job stress perceived by intensive care, hospice and medical- surgical nurses. Journal of Advanced Nursing.

Friedenberg A, Levy M, Ross S, Evans L. (2012): Barreiras aos cuidados de fim de vida na unidade de cuidados intensivos: As percepções variam consoante o nível de formação, a disciplina e a instituição. J Palliat Med. 15(4): 404-411. PMid:22468773 http://dx.doi.org/10.1089/jpm.2011.0261

Gcoffrey M itchell (2016): Palliative Care: A Patient-Centered Approach, 2.ª ed., CRC press, Londres, Nova Iorque.

Gélinas C, Fillion L, Robitaille M.,A .,et al (2012): Stressores vivenciados pelos enfermeiros que prestam cuidados paliativos em fim de vida na unidade de cuidados intensivos. Canadian Journal of Nursing Research 44(1):

Glaser, B.,G., e, Strauss, A.,L., (2004): Awareness of dying. Aldine: Sociologia da saúde, volume 16, No.,3.

Giorgi, A., (2007): variações na aplicação dos métodos fenomenológicos.

O psicólogo humanista, 300-314.

Granek L, Krzyzanowska M, Tozer R. (2013): Estratégias e barreiras dos oncologistas para uma comunicação eficaz sobre o fim da vida. J Oncol Pract. http://dx.doi.org/10.1200/JOP.2012.000800

Grant, M., Wiencek, C., Virani, R., Uman, G., Munevar, C., Malloy, P. et al, (2013): Educação em cuidados de fim de vida em cuidados agudos e críticos: o projeto ELNEC da Califórnia. AACN Adv Critical Care.

Harris, M., Gaudet, J., & O'Reardon, C. (2014): Cuidados de enfermagem a doentes em fim de vida em UCI de adultos. Revista de Educação e Prática de Enfermagem 4(6).

Hebert, K., Moore, H., & Rooney, J. (2011): O enfermeiro defensor nos cuidados de fim de vida. The Ochsner Journal, 11(4), 325-329.

Hinderer e Katherine, (2012): Reacções à Morte do Doente: The Lived Experience of Critical Care Nurses by Dimensions of Critical Care Nursing: Volume 31 - Issue 4 - p 252-259,Lippincott Williams & Wilkins.

Holloway, R., G, Arnold, R., M., Creutzfeldt, C., J, et al.(2014): Cuidados paliativos e de fim de vida no AVC: uma declaração para profissionais de saúde da American Heart Association/American Stroke Association. AVC.1887-1916.

http://www.iom.edu/Activities/Aging/TransformingEndOfLife.aspx

Ilene , Pamala D., Larsen (2016): Doença Crónica: Impacto e Intervenção, 8ª Ed., ISBN-13: 978-1449649050

Ingleton, C., Bennett, M.,I., (2011): Transições para os cuidados paliativos em hospitais de agudos em Inglaterra: estudo qualitativo. British Medical Journal 342(29 de março): d1773.

Iranmanesh S., Razban F. , Tirgari B., e Zahra G., (2014). Conhecimento dos enfermeiros sobre cuidados paliativos no sudeste do Irão. Cuidados Paliativos e de Suporte.

Jang , Krzyzanowska , Zimmermann ,(2015): Cuidados paliativos e a agressividade dos cuidados de fim de vida em doentes com cancro pancreático avançado. J Natl Cancer Inst. 20;107(3). pii: dju424. doi: 10.1093/jnci/dju424.

Kassa, H., Murugan, R., Zewdu, F., Hailu M. e Woldeyohannes, D. (2014): Avaliação do conhecimento, atitude e prática e fatores associados em relação aos cuidados paliativos entre os enfermeiros que trabalham em hospitais selecionados, Addis Abeba, Etiópia. BMC Palliative Care . vol 13 NO 6.

Kelle,y A.,S., Morrison, R.,S., (2015):Palliative care for the seriously ill. N Engl J Med.;373:747-755.

Khandelwal, N., Kross, E.,K., Engelberg, R.,A., Coe, N.,B, Long, A.,C., Curtis, J.,R., (2015): Estimando o efeito de intervenções de cuidados paliativos e planejamento antecipado de cuidados na utilização da UTI: uma revisão sistemática. doi: Critical CareMed.10.1097/CCM.0000000000000852.

Kim, Y., S., Escobar, G., J, Halpern, S., D, et al. (2016): A história natural das mudanças nas preferências por tratamentos de manutenção da vida e implicações para a mortalidade hospitalar em adultos hospitalizados mais jovens e mais velhos. J Am Geriatr Soc.

King, P.A., Thomas, S.,P.(2013): Estudo fenomenológico das experiências de enfermeiros de UTI cuidando de pacientes moribundos. West J Nurs.

Kinoshita, S., Miyashita, M., (2011): Desenvolvimento de uma escala para "dificuldades sentidas pelos enfermeiros de UCI que prestam cuidados de EoLC" (DFINE): um estudo de inquérito. Intensive and Critical CareNursing 27(4): 202-10

Kirchhoff, K., T., e Beckstrand, R.,L., (2005): Providing end-of-life to patients' critical care Nurses' perceived obstacles and supportive behaviors. American Journal of Critical Care. 14(5): 395-403.

Kogan, C., Brumley, A., Wilber, K., & Enguidanos, S. (2013): Fatores médicos que influenciam o encaminhamento de pacientes para cuidados de fim de vida. American Journal of Managed Care, 18(11)

Kongsuwan, W., & Locsin, R., C., (2009): Promovendo a morte pacífica na unidade de terapia intensiva na Tailândia. International Nursing Review, 56(1), 116-122.

Lackie, K., A., (2003): Exploration of critical care nurses' lived experiences of providing "good" death. Escola de Enfermagem da Universidade de Dalhousie.

Laura, E., Anne, Y., Lene, S., Brenda, H., Teresa, W., (2010): ICU Nurses' Experiences in Providing Terminal Care, Critical Care Nursing ,Vol. 33, No. 3, Wolters Kluwer Health Lippincott Williams & Wilkins.

LeBaron, V.,T., Cooke, A., Resmini, J. et al, (2015): Pontos de vista do clero sobre uma morte boa versus uma morte pobre: ministério para os doentes terminais. J Palliative Med. 2015;18:1000-1007.

Lewis e Gloria, (2013):Burnout e stress: A phenomenological study of ICU nurses' experiences caring for dying patients por, Estados Unidos, Arizona.

Lind, R., Lorem, G.F., Nortvedt, P., Hevroy, O. (2012): Envolvimento dos enfermeiros de cuidados intensivos no processo de fim de vida-perspetivas dos familiares. Nurs Ethics.literature. The Open Nursing Journal 7: 14-21.doi: 10.2174/1874434601307010014

Marianne, M., Sherman, D., (2014): Cuidados de Enfermagem Peri-morte In: Enfermagem em Cuidados Paliativos, Quarta Edição: Cuidados de qualidade até ao fim da vida, Edição 4. New York, NY: Springer Publishing Co.Mary, JoAnne, Caroline ,(2014):Cuidados de enfermagem a doentes em fim de vida na unidade de cuidados intensivos de adultos,www.sciedu.ca/jnep Journal of Nursing Education and Practice, 2014, Vol. 4, No. 6)

Mason, V.,M, Leslie, G., Clark, K, Lyons, P, Walke, E, et al. (2014): Fadiga de compaixão, angústia moral e engajamento no trabalho em enfermeiros de trauma da unidade de terapia intensiva cirúrgica: um estudo piloto. DCCN 33: 215-225.

Matzo,M., & Sherman,D.,W.,(2014): Palliative Care Nursing, Fourth Edition: Quality Care to the End of Life, Springer Publishing Company,89,267.

McAndrew, N. S., & Leske, J. S.(2015): A balancing act: Experiências de enfermeiros e médicos ao tomar decisões de fim de vida em unidades de terapia intensiva. Clinical Nursing Research.

McCourt, R., Power, J. J., & Glackin, M. (2013): Experiências de enfermeiros gerais sobre cuidados de fim de vida ambiente hospitalar agudo: A literature review. International Journal of Palliative Nursing, 19(10), 510-516.

Michael, R., & Dickinson,(2016): Understanding Dying, Death, and Bereavement, 8th ed.,library congress, USA,

Mónica, Maria, (2004): Comunicação com pacientes moribundos - perceção dos enfermeiros de unidades de terapia intensiva no Brasil Journal of Clinical Nursing, Volume 13, Issue DOI: 10.1046/j.1365-2702.2003.00862.x

Mullick, A., Martin, J., & Sallnow, L., (2013): Clinical review: Uma introdução ao planeamento antecipado de cuidados na prática BMJ 347:f6064.

Naidoo, V., (2011): Experiências dos Enfermeiros de Cuidados Intensivos sobre a Morte e o Morrer Numa Unidade de Cuidados Intensivos: Um Estudo Fenomenológico.

Natalie, A. Pattison, (2010): Cuidados prestados a doentes com cancro no final da vida num ambiente de cuidados intensivos: perspectivas das famílias, dos doentes e dos profissionais.

Nikolaos, E., and Wendly,W., (2014):Intensive care nurses' experiences of providing end-of-life care after treatment withdrawal: a qualitative study, Journal of clinical nursing, volume 23.Oliver, T., O'Connor, S.J.(2015): Percepções de uma "boa morte" em hospitais de agudos. Nurs Times:24-27.

Patricia, G., Morton,G., Dorrie, K., & Fontaine,(2013): Critical Care Nursing: Holistic approach,10th ed., Wolters Kluwer Health | Lippincott Williams & Wilkins.

Pattison, N., (2011): Fim da vida em cuidados críticos: uma ênfase no cuidado. Nursing in Critical Care16(3): 113-15.

Peters, Cant, Payne, O'Connor, McDermott, Hood, Morphet, e Shimoinaba, (2013): Como a Ansiedade da Morte Impacta o Cuidado dos Enfermeiros aos Pacientes no Final da Vida: A Review of Literature. The Open Nursing Journal. doi: 10.2174/1874434601307010014PMCID: PMC3565229

Philip, j., (2016): Compassion: the essence of pallative and end of life care,1st ed.,oxford university ,USA.

Phyllis, A., King, Sandra, P., Thomas, (2013): Estudo fenomenológico da perceção de enfermeiros de UTI.

Experiências de cuidados a doentes moribundos Western Journal of Nursing Research 35(10).

Puntillo, K., Nelson, J.E., Weissman, D., Curtis, R., Weiss, S., Frontera, J. et al,(2014): Cuidados paliativos na UTI: alívio da dor, dispneia e sede - um relatório do Conselho Consultivo do IPAL-ICU. Intensive Care Med.

Ranse, K., Yates, P., Coyer, F.(2012): Cuidados de fim de vida no ambiente de cuidados intensivos: um estudo qualitativo exploratório descritivo das crenças e práticas dos enfermeiros. Aust Crit Care. 2012;25:4-12.

Ryan, L., Seymour, J.,(2013): A morte e o morrer nos cuidados intensivos: Trabalho emocional do enfermeiro.

End of Life Journal, 3(2).SAGE press, Londres.

Sandra P., Marzena T., Gabriella L., Penttilä(2015): Nurses' experience of caring for palliative-stage patients in a hospital setting in Sweden,www.sciedu.ca/cns Clinical Nursing Studies journal, Vol. 3, No. 2, DOI: 10.5430/cns.v3n2p97 URL: http://dx.doi.org/10.5430/cns.v3n2p97

Sedigheh I., Karin A.,1 Stefan ., e Terttu H.,(2010): Caring for Dying and Meeting Death: Experiences of Iranian and Swedish Nurses, Indian J Palliative Care. doi: 10.4103/0973-1075.68405, PMCID: PMC3144438.

Shorter, M., & Stayt, L., C., (2010):Experiências de luto dos enfermeiros de cuidados críticos numa unidade de cuidados intensivos para adultos. Journal of Advanced Nursing 66(1), 159-167.doi: 10.1111/j.1365- 2648.2009.05191.x

Steinhauser, K.,E, Christakis, N.,A., Clipp, E.,C., McNeilly, M., McIntyre, L., e Tulsky,(2000): Factors considered important at the end of life by patients, family, physicians, and other care providers. JAMA.

Taylor, B, Odell, M., (2011): Cuidados de enfermagem a doentes em estado crítico. Journal of the Intensive Care Society 12(1): 9-10

Thorn, e Kline, (2008): Assessing nurses' attitudes toward death and caring for dying patients in a comprehensive cancer center. Oncology Nursing Forum.doi: 10.1188/08.ONF.955-959.

Timothy, W., K., Bruce, J., (2014): Hospice Ethics: Policy and Practice in Palliative Care, Oxford University Press, New York-York, 22-35.

Vander Klink, M.A., Heijboer, L., Hofhuis, J.G., Hovingh, A., Rommes, J.H., Westerman, M.J. et al,(2010):Survey into bereavement of family members of patients who died in the intensive care unit. Intensive Critical Care Nursing:215-225.

Volker, Deborah L., (2001): Oncology Nurses' Experiences With Requests for Assisted Dying From Terminally Ill Patients With Cancer, Oncology Nursing Forum, Vol. 28 Issue 1.

Waraporn K., (2009): A experiência vivida pelos enfermeiros tailandeses na prestação de cuidados a pessoas que tiveram um

Peaceful Death In Intensive Care Units, Atlantic University Boca Raton, Florida.

Wenzel, J., Shaha, M., Klimmek, R. e Krumm, S. (2011): "Working Through Grief and Loss: Oncology Nurses' Perspectives on Professional Bereavement". Fórum de Enfermagem Oncológica.

White, K., R, Coyne, P.,J.,(2011): Percepções dos enfermeiros sobre as lacunas educacionais na prestação de cuidados de fim de vida. Fórum de Enfermagem Oncológica.

Wiegand, D.L., Funk, M.(2012): Consequências das situações clínicas que levam os enfermeiros de cuidados críticos a experienciar sofrimento moral. Nurs Ethics.

Wiley, john, (2016): introduction to qualitative research methods, Canadá, EUA, library of congress cataloging in publication data.

Organização Mundial de Saúde, (2013): WHO Definition of Palliative Care (Definição de Cuidados Paliativos da OMS). OMS, Genebra.

You, J.,J., Downar, J., Fowler, R.,A., et al. (2015):Barreiras aos objectivos das discussões de cuidados com doentes hospitalizados gravemente doentes e as suas famílias: um inquérito multicêntrico aos clínicos. JAMA Intern Med 2015; 175:549.

ÍNDICE DE CONTEÚDOS

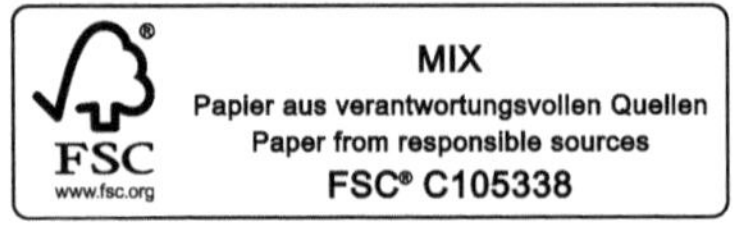

Printed by Books on Demand GmbH, Norderstedt / Germany